T0135941

150 Jahre
Kohlhammer

Strategische Unternehmenskommunikation für Krankenhäuser und Gesundheitseinrichtungen

Herausgegeben von Simone Hoffmann

Esther Alves

Dialogisches Internet für Krankenhäuser (Web 2.0)

Verlag W. Kohlhammer

1. Auflage 2017

Alle Rechte vorbehalten
© W. Kohlhammer GmbH, Stuttgart
Gesamtherstellung: W. Kohlhammer GmbH, Stuttgart

Print:
ISBN 978-3-17-030216-7

E-Book-Formate:
pdf: ISBN 978-3-17-030217-4
epub: ISBN 978-3-17-030218-1
mobi: ISBN 978-3-17-030219-8

Inhalt

5

Vorwort zur Reihe

Die Themen »Kommunikation« und »Marketing« erleben in der Gesundheitsbranche seit geraumer Zeit einen Aufschwung. Schaut man in die Programme von Kongressen in der Gesundheitsbranche, so fällt auf: Noch vor zehn Jahren tauchten die Themen entweder kaum oder als letzter Programmpunkt auf. Mittlerweile gibt es eigene Kongresse, die sich nur mit Kommunikation in der Gesundheitswirtschaft beschäftigen – zu Recht. Kommunikation für Krankenhäuser ist wichtig und wird in ihrer Bedeutung eher zunehmen. Denn 42 % der Allgemeinkrankenhäuser haben 2013 Verluste geschrieben (DKI, Krankenhausbarometer 2014) und sind mittel- bis kurzfristig in ihrer Existenz bedroht. Eine Tatsache, die durch verschiedene politische Forderungen oder Rahmenbedingungen (Mindestmengenregelung, Investitionskostenfinanzierung, Mehrerlösausgleich, Zentrenbildung, sektorenübergreifende Qualitätskriterien, …) noch verschärft wird. »Die fetten Jahre sind [für Krankenhäuser] vorbei« (RWI-Institut, Krankenhaus Rating Report 2011), war der Krankenhaus Rating Report folgerichtig bereits 2011 überschrieben. Seither hat sich die Situation für Krankenhäuser noch verschärft.

Krankenhäuser, die zukunftsfähig sein und bleiben wollen, müssen nicht nur hervorragende Medizin und Pflege anbieten, sie müssen auch dafür sorgen, dass alle Zielgruppen (Patienten, Einweiser, lokale Politik, Kostenträger, Selbsthilfegruppen, …) davon wissen. Die damit verbundenen strategischen Kommunikationsaufgaben sind eine condition sine qua non für eine auf Leitungsebene konsentierte, strategisch medizinische Ausrichtung. Und diese strategischen Kommunikationsaufgaben gehören zur Kernkompetenz von Unternehmenskommunikation. Krankenhäuser sollten ihr Image oder die Anzahl der Patienten nicht nur dem Empfehlungsmanagement der Einweiser überlassen.

* Zu Kommunikationsarbeit in einem Krankenhaus gehört auch Handwerk, jedoch eines, das von den Leitern und Lenkern eines Hauses als das wahrgenommen werden muss, was es ist: als ein Teil der Führungsaufgabe. Nur wenn die Leitungsebene eines Hauses erkannt hat, dass Kommunikationsarbeit einen wichtigen Teil ihrer Führungsaufgabe ausmacht und
* jeder Fachfremde, sei er Qualitätsbeauftragter oder Sekretär, der »das bisschen Pressearbeit« mitmachen soll, zwangsläufig und unverschuldet an dieser Aufgabe scheitern muss,

nur dann kann gelingen, was professionelle Kommunikationsarbeit zu leisten im Stande ist: Sie kann das hauseigene Profil nach außen und innen schärfen, für unterschiedlichste Zielgruppen aufbereiten und sichtbar machen, Mitarbeitern Orientierung und damit Führung bieten. Und sie kann Krisen vor der öffentlichen Eskalation versachlichen und damit klein oder unschädlich halten.

Kurz gesagt: Sie kann den Führungskräften eines Hauses Durchsetzungs- und Gestaltungsfreiräume nach innen und außen eröffnen und damit Wettbewerbsvorteile generieren.

Es gibt Hunderte Bücher, die sich mit Kommunikation und Marketing beschäftigen, es gibt einige Bücher, die sich mit Kommunikation und Marketing in der Gesundheitsbranche beschäftigen. Aber es gibt sehr wenige, die dieses Themengebiet mit dem praktischen Wissen aus vielen Jahren Arbeit in einem Krankenhausunternehmen beleuchten.

Die vorliegende Reihe »Strategische Unternehmenskommunikation für Krankenhäuser und Gesundheitseinrichtungen« zeigt mit jedem Band die unterschiedlichsten Aspekte von Unternehmenskommunikation auf: sehr praxisorientiert, da sämtliche Autorinnen und Autoren innerhalb der Branche arbeiten, und gleichzeitig auf einem hohen Reflexionsniveau. Allen Autorinnen und Autoren danke ich an dieser Stelle für ihr Engagement an dieser Buchreihe und für die auch nach Jahren der praktischen Arbeit nicht nachlassenden Lust an strategischer Unternehmenskommunikation.

Ohne die geteilten Erfahrungen der vergangenen zehn Jahre Krankenhauskommunikation hätte diese Buchreihe nicht entstehen können. Es gab viele Menschen, die mich an ihrem Wissen teilhaben ließen oder mit denen und für die ich spannende Projekte umsetzen durfte. Dazu zählen in besonderer Weise: Siegmar Eligehausen, Thomas Grünert, Dr. Christoph Hoppenheit, Bernhard Messer, Ernst-Martin Walsken. Agenturen gibt es wie Sand am Meer, aber nur wenige, mit denen man über viele Jahre konstruktiv, vertrauensvoll und verlässlich zusammenarbeitet. Das ist nicht selbstverständlich. Deshalb »Danke« an: Butter. (Düsseldorf), Kemper Kommunikation (Frankfurt) und GUCC grafik & film (Münster).

Darüber hinaus danke ich ausdrücklich Dr. Ruprecht Poensgen vom Kohlhammer Verlag für die stets angenehme, vertrauensvolle und verlässliche Zusammenarbeit. Meine Kinder haben sich nie beschwert über eine Mutter, die am Computer sitzt statt Kuchen bäckt (und wussten besser als ich, wie viele Seiten bereits fertig geschrieben waren), und mein Mann hat dieses Buchprojekt in jeglicher Hinsicht unterstützt: danke!

Münster, Simone Hoffmann

1 Web 2.0 für Krankenhäuser – Warum und warum lieber nicht

1.1 Wohin steuert das Netz?

Der Mensch ist online. Es genügen ein paar nackte Zahlen, um diesen inzwischen nur schwer wegzudenkenden Wesenszustand zu unterfüttern: Mehr als 77 % aller Deutschen sind im Netz unterwegs, zehn Jahre zuvor waren es gerade mal 55 %[1]. Der Breitbandausbau in Deutschland treibt die Zahl weiter an, bis

---

1 http://de.statista.com/statistik/daten/studie/13070/umfrage/entwick¬lung-der-internetnutzung-in-deutschland-seit-2001/; abgerufen am 14. 12.2015

2018 soll es nach den Plänen der Bundesregierung in ganz Deutschland schnelles Internet mit mindestens 50 MBit/s geben. Und es wird alles mobiler: Während 2009 lediglich rund 6 Millionen der Deutschen ein Smartphone, also ein internetfähiges Handy besaßen, waren es im Sommer 2015 schon 46 Millionen[2] (► Abb. 1 und Abb. 2).

Es wird gesurft, geshoppt, gelesen, und – mehr denn je – gepostet, geliked und kommentiert. Das Netz ist die Öffentlichkeit unserer Gesellschaft. Letzteres ist Ausdruck dessen, was mit Web 2.0 umschrieben wird: Das Internet ist sozialer geworden, d. h. die Internet-User können nicht mehr nur Inhalte konsumieren, sie können sie auch kommentieren und sogar selbst produzieren und mit anderen Usern teilen. Die Zeiten, in denen das Internet lediglich als Darstellungsplattform für größere Firmen und Nachrichtenportale fungierte und nur in Einbahnstraßen-Manier nach außen kommuniziert wurde, ohne dass etwas zurückfließen konnte, sind lange vorbei. Das Web 2.0 ist dialogisch angelegt, oder wie der Organisationspsychologe Professor Peter Kruse sagte:»Das Internet ist kein reines Präsenzmedium, sondern ein Resonanzmedium« (Kruse 2015, S. 52). Es geht um Resonanz,»je aktivierender, desto besser« (Kruse 2015, S. 52).

Die Plattformen, die dem Web 2.0 ihr Gesicht und den Menschen ihre Kommunikationsfreiheit geben, sind vor allem die Social-Media-Kanäle: soziale Netzwerke wie Facebook, Google+, Xing, Linkedin, Instagram, Kurznachrichtendienste wie Twitter und Filmportale wie YouTube und Vimeo oder

---

2 http://de.statista.com/statistik/daten/studie/198959/umfrage/anzahl-¬ der-smartphonenutzer-in-deutschland-seit-2010/; abgerufen am 14.12. 2015

Bewertungsportale wie Jameda oder Sanego. Nach der letzten Bitkom-Studie »Soziale Netzwerke« (2013)[3] sind 78 % der User in Deutschland in mindestens einem sozialen Netzwerk angemeldet. Und das ist ein Trend, der sich fortsetzen wird: Das Netz wird immer mobiler und interaktiver.

Spannendste Eigenschaft des Web 2.0 aus Sicht von Institutionen ist sicherlich der Wandel vom Informations- zum Meinungsmedium: Nie war es so leicht, seine eigene, kleine (in Relation zu Milliarden Usern) Meinung – zu was auch immer – gegenüber einem so gigantisch großen Publikum zu äußern; und das meist ohne strenge Kontrolle. Die Mund-zu-Mund-Propaganda erlebt eine nie dagewesene Transparenz und Verbreitung. Ihre unberechenbare Emotionalität treibt vielen Geschäftstreibenden die Schweißperlen auf die Stirn – verständlicherweise. Auf Feedbackseiten berichten Verbraucher frei heraus von ihren Erfahrungen mit verschiedenen Produkten, in Online-Shops zeigen Sterne an, wie zufrieden Käufer mit dem Objekt sind, und in Arzt- oder Klinik-Bewertungsportalen loben Patienten oder Angehörige die Behandlung – oder lassen eben gehörig Dampf ab. Damit richtig umzugehen, ist eine der größten Herausforderungen fürs Marketing.

---

3 https://www.bitkom.org/Bitkom/Publikationen/Soziale-Netzwerke-d¬
   ritte-erweiterte-Studie.html; abgerufen am 14.12.2015

13

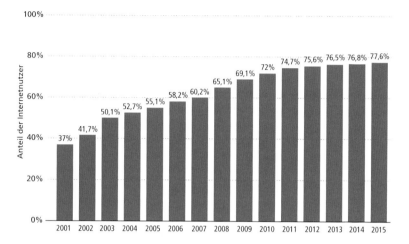

Abb. 1: Anzahl der Internetnutzer in Deutschland in den Jahren 2001–2015 (Quelle: statista)

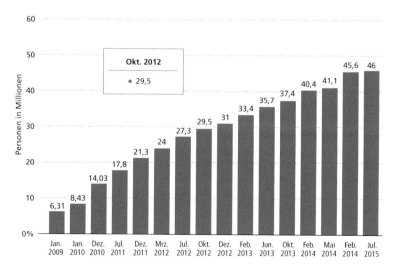

Abb. 2: Anzahl der Smartphone-Nutzer in Deutschland in den Jahren 2009–2015 (in Millionen) (Quelle: statista)

1.2 Wo steht die Krankenhausbranche?

Facebook bietet alles und jedem seine Freundschaft an – auch Krankenhäusern? Die stehen dem offenherzigen »big american friend« eher skeptisch gegenüber, die Gründe sind vielschichtig. Eindeutig sind zunächst die Zahlen: Von rund 2000 Krankenhäusern in Deutschland haben lediglich 15,7 % ein Facebook-Profil – aktiv dort unterwegs sind aber noch weniger: Gerade mal 125 (6,4 %)[4] posten regelmäßig Nachrichten. Und für 50 % der Posts von Krankenhäusern sind sogar nur 20 Häuser verantwortlich. Auf den anderen Kanälen wie Twitter, Instagram und Pinterest ist noch weniger los.

Dass eine eigene Homepage sein muss, ist längst unbestritten – wobei es auch hier qualitative Unterschiede gibt (▶ Kap. 2.3). Doch bei den sozialen Medien hinkt die Branche deutlich hinterher und nutzt die Bandbreite der Möglichkeiten noch lange nicht aus. Warum diese Zurückhaltung, während Marketingabteilungen anderer Unternehmen sich mit Posts mit großer Reichweite brüsten und jeden neuen Like bejubeln? »Ich glaube, dass der Fokus im Marketing vieler Krankenhäuser auf andere Themen gerichtet wird, oder der interne Kampf noch nicht gewonnen ist, dass der Schritt in Richtung Social Media gemacht werden sollte«, sagt Martin Schleicher, Diplom-Betriebswirt im Gesundheits- und Sozialwesen, der in seinem Blog »der gesundheitswirt« das Online-Marketing und Social-Media-Verhalten von Krankenhäusern beobachtet (s. Interview, S.17). Diese

---

4 »Krankenhäuser bei Facebook«, Studie des Instituts Arbeit und Technik, 2014. (http:\\www.iat.eu\\forschung-aktuell\\2014\\fa2014-06.pdf; abgerufen am 14.12.2015)

Hypothese formuliert auch Sebastian Merkel, Forscher am Institut Arbeit und Technik. In seiner Studie »Krankenhäuser bei Facebook«[5] hat er außerdem festgestellt, dass sich die Aktivität in sozialen Netzwerken auch nach Trägerschaft des Krankenhauses unterscheidet: So veröffentlichten in dem Untersuchungszeitraum private Kliniken häufiger Beiträge als die Betreiber freigemeinnütziger und öffentlicher Häuser. »Das könnte auch am zunehmenden Wettbewerbsdruck liegen«, so Merkel.

Geld, Personal, Knowhow – die Hürden sind offensichtlich. Doch in welcher Lage befinden sich Krankenhäuser derzeit? Transparenz nimmt im Gesundheitswesen eine immer größere Rolle ein, Patienten haben öfter Wahlfreiheit, wollen mitreden und entscheiden, und die Krankenhäuser stehen unter einem immer höheren Finanz- und Konkurrenzdruck. Das Mantra der Gesundheitsbranche – Qualität, Qualität – ist, so sieht es nicht nur der Marburger Bund (Kasper 2011, S.18), in Zukunft nur über Transparenz zu verwirklichen. Und Transparenz bedeutet, Kommunikation zuzulassen. Krankenhäuser müssen also im weiteren Sinne Marketing betreiben (vgl. Maucher 2010, S. 10 ff.). Und dazu gehört im engeren Sinne, im Netz aktiv zu sein – und zwar dem Medium entsprechend. Viele haben anfangs den Fehler gemacht, das Internet – neben den bisherigen Printprodukten – als einen zweiten Veröffentlichungskanal zu sehen, in den man gelegentlich etwas hineinstellt, so wie man eine Anzeigenreihe schaltet oder Flyer in der Klinik auslegt. Doch das Internet ist nicht statisch, im Gegenteil. Viele Häuser haben das noch nicht begriffen, sie sind – das zeigt auch die Nutzung

---

5 Das Institut Arbeit und Technik erhebt jährlich Daten über die Aktivität der im deutschen Krankenhaus-Verzeichnis gelisteten Krankenhäuser auf Facebook. Die aktuellsten Berichte finden sich auf www.iat.eu

ihrer Homepages – sehr selbstreferentiell und deshalb nur im Sendermodus. Ein Austausch mit Besuchern scheint bei dieser Einbahnstraßen-Kommunikation nicht vorgesehen.

Aber betrachtet man es mal von außen: Ist es nicht gerade für eine soziale Institution wie ein Krankenhaus wichtig, ansprechbar zu sein? Wer nur seine medizinische Kompetenz zur Schau stellt, wirkt wie ein unerreichbarer Olymp der Halbgötter in Weiß und schüchtert Patienten im Zweifel nur ein. Krankenhäuser betonen immer, bei ihnen stünde der Mensch im Mittelpunkt. Tut er das auch im Netz? Sind Krankenhäuser dort für ihn ansprechbar, erreichbar? Sind sie auch dort hilfs- und kommunikationsbereit, nehmen den Menschen auch dort ernst? Das Netz bietet die Möglichkeiten dazu schon lange, dank des Web 2.0 kann man die Zielgruppe Patient so gut wie keine andere ansprechen.

Viele Krankenhäuser müssen offenbar mutiger sein und sich auf die Menschen zubewegen. Die Frage der Umsetzung steht auf einem anderen Blatt, aber generell sollte klar sein: Die intrinsische Motivation im Alltag, nämlich Menschen zu helfen, sollte genauso für das Auftreten im Netz gelten. Und so hat sich in Bezug auf die Web-Aktivität von Krankenhäusern eigentlich nie die Frage des Ob, sondern die des Wie gestellt.

Interview mit Martin Schleicher
Diplom-Betriebswirt im Gesundheits- und Sozialwesen, Betreiber des Blogs »der gesundheitswirt«

Dass man einen Internetauftritt haben sollte, ist inzwischen unbestritten. Wie ist Ihr Eindruck, wie verkaufen sich Krankenhäuser online?
In den letzten Jahren ist das Thema Social Media ganz stark in den Fokus gerückt, obwohl beim Thema Krankenhaus-

Webseite, was meines Erachtens der Kern des Online-Marketings ist, sich auch jede Menge getan hat – technisch, inhaltlich und was das Nutzererlebnis angeht. Ein Beispiel: Webseiten, die für Mobilgeräte wie Smartphones, Tablets & Co. optimiert sind, werden von Google in der mobilen Suche besser bewertet. Darauf umgestellt haben bisher relativ wenige Krankenhäuser.

Worauf kommt es dabei an?
Immer mehr Leute sind mit einem Smartphone oder einem Tablet unterwegs. Das Nutzerverhalten hat sich verändert. Folglich muss das Nutzererlebnis der Webseite angepasst werden. Dabei ist es wichtig, das Prinzip »Mobile First« zu verinnerlichen. Die Konzeption einer Krankenhaus-Webseite erfolgt dabei von unten, also von der Version für das Smartphone, nach oben zum Desktop.

Bei Gesundheitsthemen konkurrieren Krankenhäuser mit anderen Content-Produzenten wie zum Beispiel Wikipedia, NetDoktor und der Apotheken Umschau. Haben sie da überhaupt eine Chance?
Krankenhäuser können diesen Kampf nicht gewinnen, da oftmals große Verlage im Hintergrund stehen, die das viel besser können. Aber: Auch ein kleines Krankenhaus hat seine Chefärzte und bietet bestimmte Leistungen an. Die Frage ist also: Wie und mit welchen Inhalten kann ich mich trotzdem gut positionieren? Wo befinden sich die Menschen und potenziellen Patienten und wie kann ich mit ihnen – Stichwort Social Media – ins Gespräch kommen? Welche Fragen haben sie, die Wikipedia und Co. nicht so gut wie ich beantworten kann, und mit welchen Themen beschäftigen sie sich?

18

Warum machen trotzdem so viele Krankenhäuser nicht mit bei Social Media?

Ich glaube, dass der Fokus im Marketing vieler Krankenhäuser auf andere Themen gerichtet wird, oder der interne Kampf noch nicht gewonnen ist, dass der Schritt ins Social Web gemacht werden sollte. Das ist auch nicht ganz einfach, denn es betrifft immer viele Leute, die man mitnehmen und überzeugen muss, dass das der richtige Weg ist. Und oft gibt es nur einen Pressesprecher, der auch noch andere Themen im Blick haben muss.

Warum ist Social Media trotzdem ein Muss?

Ganz klar, weil im Social Web viel über das Thema Krankheiten gesprochen und diskutiert wird, auch über Krankenhäuser und Ärzte, die zudem bewertet werden. Letztlich muss man sich zu den Menschen hinbewegen, sie abholen und mit ihnen ins Gespräch kommen. Sonst wird es immer schwieriger, sie zu erreichen.

Die Entwicklung bei Facebook und anderen Social-Media-Plattformen zeigt, dass immer mehr Leute Nachrichten vorrangig über ihren Stream konsumieren. Manche verlassen ihre Plattformen sogar gar nicht mehr. Wenn ich als Krankenhaus dort nicht auftauche, bin ich möglicherweise auch nicht im Gedächtnis der Menschen und spiele im Falle einer Auswahl für den stationären Aufenthalt keine Rolle.

Kommt an Facebook niemand vorbei?

Facebook ist das größte soziale Netzwerk mit einer unglaublichen Reichweite – aber das Netzwerk hat inzwischen so viele Nutzer, die wiederum so viele Beiträge in ihren Streams sehen, da müssen Sie sich als Krankenhaus erst einmal durchsetzen oder mit »Paid Content« nachhelfen. Das Problem ist, dass Social Media häufig mit Facebook gleichgesetzt wird. Dabei gibt es noch einige andere Plattformen, die eventuell viel besser zu den eigenen strategischen Zielen passen. Einer der großen Nachteile von Facebook ist die kurze Lebensdauer der Beiträge. In der ersten Stunde erhält ein Beitrag den Großteil seiner Reaktionen – oftmals nur die Dimension »Nachrichten / Information« (»Ich weiß Bescheid«). Ein Corporate Blog kann dem Abhilfe schaffen und Dimensionen wie »Wissen / Ermöglichung« (»Ich habe etwas gelernt«) und »Beziehung / Sinn« (»Ich habe es verstanden«) bedienen. Ganz wichtig dabei: Wenn Sie einen Blog betreiben, müssen Sie sich überlegen, in welchen Bereichen Sie aktiv sein möchten und vor allem in welchem Sie überdurchschnittlich oder führend sein möchten. Eine Zweitverwertung von irgendwelchen Pressemitteilungen ist keine Option, außer Sie haben einen Social-Media-Newsroom. Ziel ist es, den Nutzern Inhalte mit Mehrwert zur Verfügung zu stellen. Gute Inhalte zu erstellen, kostet viel Zeit, Geld oder beides.

Zu guter Letzt ist es wichtig, die Social-Media-Kanäle untereinander und vor allem mit dem Kern des Online-Marketings, der eigenen Krankenhaus-Webseite, eng zu verzahnen.

Gibt es bei all den Social-Media-Kanälen auch Grenzen für Krankenhäuser?
Die Grenze ist immer da, wenn es darum geht, dass Patienten ihre persönliche Krankheitsgeschichte erzählen. Wenn sie sich damit in einem öffentlichen Raum befinden, muss man sie möglicherweise vor sich selber schützen.

Darüber hinaus empfehle ich die Entwicklung von Social Media Guidelines, um den eigenen Mitarbeitern Richtlinien,

Empfehlungen und Verhaltenstipps für die Nutzung von Social Media zur Verfügung zu stellen und sie zu ermutigen, Facebook und Co. auszuprobieren.

1.3 Dreh- und Angelpunkt: Der Patient

»Der Mensch steht im Mittelpunkt« – dieser Slogan ist eine der weit verbreitetsten und damit auch abgegriffensten Botschaften, die Krankenhäuser vor sich hertragen. Sie bringt aber auch auf den Punkt, dass der Patient Dreh- und Angelpunkt aller Aktivitäten ist – sei es im Krankenhausalltag oder im Marketinggeschäft.

Doch was zeichnet ihn aus, den Patienten? Der lateinische Wortursprung (Pons-Lexikon 1991, S. 725) beschreibt jemanden, der leidet (lat. patiens = erduldend, ertragend, leidend) und somit hilfsbedürftig ist. Patient kann jeder sein, egal wie alt er ist, egal welches Geschlecht er hat: »Jeder kann durch Unfall, Krankheit oder im Alter in eine Lage geraten, in der er fachliche Hilfe braucht«, so beschreibt es die Deutsche Stiftung Patientenschutz[6]. Die fachliche Hilfe gibt es meist vom Arzt – im Kontext des Gesundheitswesens ist der Patient also jemand, der sich in ärztlicher Behandlung befindet. Die Rollenverteilung nach dieser Definition ist klar: Der Arzt ist der Agierende, er besitzt einen enormen Wissensvorsprung und von seiner Kompetenz hängt maßgeblich der Behandlungserfolg ab. Der Patient ist der Passive, er befindet

6 www.stiftung-patientenschutz.de

21

sich in einem Abhängigkeitsverhältnis zum Arzt und muss ihm vertrauen – in der Regel blind, da er nicht über das gleiche Wissen verfügt und zudem durch sein Leiden beeinträchtigt ist.

Dieses Rollenverhältnis hat sich, nicht zuletzt mit der zunehmenden Dienstleistungsorientierung der Medizin, massiv gewandelt. Der Patient ist nicht mehr nur der passive Leistungsempfänger, er kann auch aktiv Dienstleistungen in Anspruch nehmen – auch wenn er gesund ist, zum Beispiel zur Prophylaxe (Impfung vor einer Reise) oder zur Ästhetik (Schönheitschirurgie). Und, was viel entscheidender ist, er kann sich unabhängig von seinem Arzt darüber informieren und eine eigene Meinung bilden. Das Internet bietet Laien einen so niedrigschwelligen und jederzeit verfügbaren Zugang zu medizinischen Informationen, wie nie zuvor – und das wird genutzt: Über die Suchmaschine Google suchten deutsche User innerhalb eines Jahres 41,2 Millionen Mal nach Krankheiten (▶ Abb. 3).[7] Nach einer Patientenstudie[8] des Ärztebewertungsportals Jameda interessieren sich 87 % der deutschen Internet-User sehr für Gesundheitsthemen, etwa die Hälfte recherchiert sogar mindestens einmal wöchentlich nach Gesundheitsinformationen im Netz. Wikipedia, Verlage, Einrichtungen des Gesundheitswesens und Organisationen bieten auf ihren Webseiten einschlägige Inhalte an – Gesundheit ist eines der Topthemen im Netz.

Auch auf den Social-Media-Kanälen wird über Diagnosen und Behandlungen diskutiert. Nach dem »großen Social-Web-

---

7 http://www.central.de/online/portal/ceninternet/content/139788/116¬
4096; abgerufen am 14.12.2015

8 Jameda-Patientenstudie, 2014. (http://www.jameda.de/presse/patien¬
tenstudien/_uploads/anhaenge/jameda-patientenstudie-2014_ergeb¬
nisse-teil-2-6653.pdf)

Krankheitsreport« von brandwatch, einer der führenden Social Intelligence Plattformen, wurden allein innerhalb eines Jahres die häufigsten Krankheiten rund 2 Millionen Mal in den sozialen Medien erwähnt.[9] Patienten, Angehörige und andere User sprechen dort über »Volkskrankheiten« wie Kopfschmerzen und Herzinfarkt, aber auch über komplexe, schwer zu therapierende Krankheiten wie Krebs oder Depressionen. Die »Informationsgesellschaft« ist von einem starken Gesundheitsbewusstsein geprägt.

Auch wenn der fachliche Austausch mit einem Arzt nie auf Augenhöhe sein kann, so hat sich doch das Verhältnis zum Patienten verschoben. In der medizinischen Psychologie werden klassischerweise folgende drei Beziehungsmodelle zwischen Arzt und Patient benannt[10]:

- Paternalistisches Modell: der Arzt ist der Entscheider, der Patient verhält sich passiv.

- Konsumentenmodell: der Patient ist der Entscheider, der Arzt dient lediglich als Informationslieferant.

- Partnerschaftliches Modell: Entscheidungsfindung als interaktiver Prozess zwischen Arzt und Patient, beide bilden einen Kompromiss.

Das Paternalistische Modell ist auf dem Rückzug: Der Patient ist oftmals informierter als »früher« und damit mündiger. Daraus

9 Der große Social-Media-Webreport, brandwatch, Mai 2015. (https://¬ www.brandwatch.com/de/b2b-social-media-report-2015/; abgerufen am 14.12.2015)

10 https://de.wikibooks.org/wiki/Elementarwissen_medizinische_Psycho¬ logie_und_medizinische_Soziologie:_Arzt-Patient-Beziehung; abgerufen am 13.05.2016

23

ergibt sich auch eine andere Anspruchshaltung: Der Patient will, obwohl er wegen seiner Erkrankung eingeschränkt ist, oder gerade deswegen, möglichst aus seiner passiven Opferrolle herauskommen. Er will genau Bescheid wissen über seine Krankheit und die Behandlungsmöglichkeiten, und er will nach Möglichkeit mitentscheiden – so hat er, wenn auch nur zu Teilen, noch das Heft in der Hand und übt weiterhin Kontrolle über sich aus.

Politisch und juristisch wird der Patient durch das Patientenrechtegesetz gestützt, das ihm unter anderem ein Aufklärungsrecht durch den behandelnden Arzt sowie Wahlfreiheit bei Arzt- und Krankenhauswahl einräumt.[11] Organisationen wie die Deutsche Stiftung Patientenschutz und die Unabhängige Patientenberatung Deutschland bieten weitere Hilfen.

Mit diesen Rechten und diesem Wissen ist es Patienten nicht nur möglich, im Bilde zu sein, sondern auch sich eine Meinung zu bilden. Ärzte und Krankenhäuser sind keine unanfechtbaren Instanzen mehr, Patienten bewerten sie durchaus auch kritisch. Was früher höchstens über Mund-zu-Mund-Propaganda mit geringer Reichweite gelang, funktioniert heute dank des Web 2.0 in Echtzeit vor breitem Publikum. Neben den Social-Media-Kanälen wie Facebook und Instagram gibt es eigene Bewertungsportale, in denen jeder unregistriert und oft ungeniert seine Meinung kundtun kann. Klinikbewertungen.de und jameda.de dürften jedem Arzt und Krankenhausbetreiber bekannt sein. Selbstverständlich darf man das herumgeisternde »Dr.-Google-Halbwissen« kritisch sehen und ebenso die »Kommentier-Wut« mit Skepsis betrachten, die Diversität der User macht es schließlich schwer genug, zwischen ernst zu nehmender Kritik und

---

11 http://www.bmg.bund.de/themen/praevention/patientenrechte/patien¬
    tenrechte.html, abgerufen am 13.05.2016

übertriebenem Gejammer zu unterscheiden. Doch klar ist: Dieses öffentliche Meinungsbild existiert, wird fleißig gefüttert und wahrgenommen. Letzteres dürfte jeder an sich selbst beobachten können, sofern er im Netz einkauft: Egal wie seriös die Bewertungen eines Artikels sind, sie beeinflussen uns. Und wenn wir schon beim Kauf eines Waffeleisens oder Smartphones auf diese Bewertungen achten, wie sehr tun wir es erst, wenn es um die Auswahl eines Krankenhauses und um nichts Geringeres als unsere Gesundheit geht?

Dass die Online-Bewertungen übrigens ernst zu nehmen sind, zeigt nicht zuletzt eine Studie[12] der Friedrich-Alexander-Universität Erlangen-Nürnberg:»Mit der Studie haben wir erstmals für den deutschsprachigen Raum belegen können, dass Arztbewertungsportale die Patientenzufriedenheit tendenziell in gleichem Maße abbilden wie traditionelle Offline-Patientenbefragungen«, so der Leiter der Studie, Prof. Martin Emmert, Inhaber der Juniorprofessur für Versorgungsmanagement.

Die Online-Bewertungen üben einen zusätzlichen Druck auf die Aktiven im Gesundheitswesen aus. Zum einen wollen Ärzte und Krankenhäuser natürlich gut dastehen, zum anderen wollen sie das Vertrauen neuer Patienten gewinnen – also neue Patienten akquirieren. Und spätestens hier kommt die ökonomische Dimension ins Spiel: Wer zum Beispiel auf jameda.de schlechte Bewertungen hat, den werden sich Patienten seltener aussuchen. Und weniger Patienten bedeutet schlicht auch weniger Geld. Als Dreh- und Angelpunkt im Umfeld des Wettbewerbs wird der Patient immer mehr zum Kunden.

---

12 http://www.jameda.de/presse/pressemeldungen/meldung135/presse¬
mitteilung_studienergebnisse_universitaet-erlangen-nuernberg.pdf

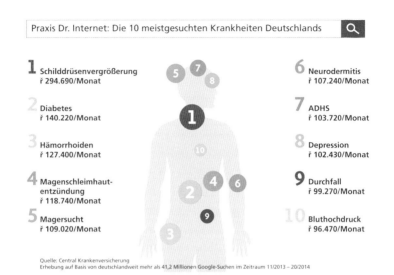

Abb. 3: Die zehn über Google meist gesuchten Krankheiten Deutschlands (Quelle: Central Krankenversicherung)

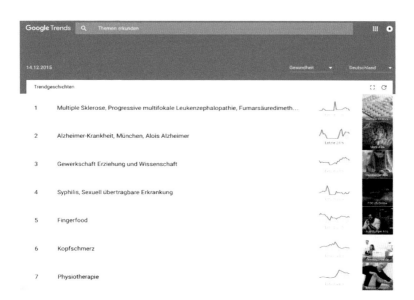

Abb. 4: Google-Trends – Welche Gesundheitsthemen werden zurzeit besonders gut geklickt? Quelle: www.google.de/trends (Quelle: www.google.de/trends; abgerufen am 14.12.2015)

1.4   Eine falsche Formel und ihre Folgen: Patient = Kunde

Die Parallelen liegen auf der Hand: Krankenhäuser befinden sich – wie andere Unternehmen – im Wettbewerb. Krankenhäuser betreiben – wie andere Unternehmen – Marketing, um sich besser zu vermarkten. Und Krankenhäuser kämpfen – wie andere Unternehmen – um ihre Hauptzielgruppe: den Kunden bzw. Patienten. Es läge also nahe, in den Marketingstrategien Patienten mit Kunden gleichzusetzen. Aber ist das wirklich so einfach?

27

In der Marketing-Fachliteratur für Krankenhäuser wird der Patient immer wieder gern als Kunde umschrieben. Krankenhäuser müssten ihn als Primärziel sehen, da er sich im Wandel zum Konsumenten und damit zum Kunden entwickelt. Die Veränderung des Patienten, wie schon in Kapitel 1.3 beschrieben, geben dieser Sichtweise zunächst Recht: Der Patient ist selbstbestimmter, er darf frei wählen, er erwartet Qualität und Dienstleistung und trifft anhand dieser Faktoren zum Beispiel die Wahl seines Krankenhauses oder Arztes. Seine Rolle hat sich vom passiven Leistungsempfänger zum aktiven »Gesundheits-Kunden«[13] gewandelt.

In diesen Dingen stimmt der Patient tatsächlich mit einem klassischen Kunden überein. Doch in ihrer absoluten Gleichsetzung geht die Formel Patient = Kunde nicht auf. Die Eigenschaften des Kunden bilden lediglich eine Schnittmenge mit denen des Patienten: Denn während der Kunde sich nur in einem ökonomischen Umfeld bewegt, spielt beim Patienten darüber hinaus die ethisch-moralische Dimension eine wichtige Rolle. Hier stoßen Ethik und Ökonomie aufeinander (Schnell 1999, S. 65–68). Im Gegensatz zum Kunden ist der Patient ein bedürftiges Wesen, er leidet in der Regel an einer Krankheit (freiwillige und prophylaktische Eingriffe mal ausgenommen) und ist auf Hilfe angewiesen, um dieses Leiden lindern oder gar heilen zu können. Wer auf einen geplanten Fernseher- oder Autokauf verzichtet, dem entsteht kein existentieller Schaden. Wer aber eine medizinische Behandlung ablehnt, der kann ernsthafte gesundheitliche Probleme bekommen. Und sollte die in Anspruch genommene Behandlung nicht hilfreich gewesen sein, dann kann der Patient diese auch nicht wie ein defektes Gerät einfach

---

13 http://flexikon.doccheck.com/de/Patient

umtauschen; viel schlimmer, er bezahlt immer mit seiner Gesundheit. Genauso asymmetrisch ist schließlich auch das Verhältnis zwischen Patient und Arzt bzw. Krankenhaus im Gegensatz zum Verhältnis Geschäftspartner – Kunde. Der Kunde besitzt eine gewisse Souveränität, er entscheidet als letzter, ob er eine Dienstleistung eines Anbieters annimmt, jemand anderen wählt oder auf die Dienstleistung verzichtet. Dies gibt ihm sogar Macht gegenüber dem Geschäftspartner. Der Patient hingegen, so selbstbestimmt und informiert er sein mag, muss sich in die Hände eines Arztes begeben, und letzterer hat immer einen Wissens- und Kompetenzvorsprung. Diese Abhängigkeit und seine Hilfsbedürftigkeit machen den Patienten zum Schwächeren. Deshalb muss er dem medizinischen Personal vertrauen – und die Mediziner müssen im Gegenzug Verantwortung übernehmen und ihn schützen. Das ist deren ethisch-moralische Verpflichtung. Patienten sind also nur zum Teil Kunden, die ethische Komponente macht es schwierig, ihnen eine eindeutige Marketingrolle zuzuordnen. Trotzdem taucht die Formel Patient = Kunde immer wieder auf: Marketingtreibende Krankenhäuser übernehmen die Strategien anderer Unternehmen und wenden sie 1:1 an. Agenturen preisen Krankenhäusern Facebook-Aktionen an, die schon bei anderen Firmen funktioniert haben, ohne sie für den Kontext »Krankenhaus« zu hinterfragen. Beispiel: Ein Kamerahersteller fordert seine Kunden auf, sich mit der neu erworbenen Kamera zu fotografieren und von positiven Erfahrungen mit dem Produkt zu erzählen. Die Einsendungen werden auf der Facebook-Seite gepostet und unter den Teilnehmern wird noch ein Gewinn verlost. Eine analoge Aktion für Patienten beispielsweise der Endoprothetik funktioniert nicht – sie wirkt absurd, und könnte grenzwertig sein. Ebenso schlecht könnte man Fotos von Patienten auf Instagram posten: Patient am Tropf,

Patient mit Victory-Zeichen im Bett, Patient auf dem OP-Tisch unter den Händen von Top-Chirurgen.

Die Herausforderung für das Krankenhaus-Marketing ist es, dem Patienten eine eigene Rolle zuzuordnen, ihn schärfer abzugrenzen vom Allgemeinbild Kunden und neben der ökonomischen besonders die ethische Komponente beachten. Frei nach der Formel Patient > Kunde. Das ist mühselig, denn es gibt noch wenig Erfahrungswerte, vor allem was Aktivitäten im Web 2.0 angeht. Letztlich müssen Marketingverantwortliche jeden Schritt, den sie in dieser Richtung unternehmen, jeden Facebook-Post und jeden Tweet prüfen und sich immer wieder die Frage stellen: Kann man dies oder jenes mit einem kranken Menschen machen?

Es ist nur zu verständlich, dass Krankenhäuser sich vor diesem Aufwand, den unwägbaren Risiken und der Alleinverantwortung scheuen und folglich den Social-Media-Bereich ganz meiden. So ist man auf der sicheren Seite, glauben viele. Ist man aber nicht.

Interview mit Prof. Dr. Martin Schnell
Vom Institut für Ethik und Kommunikation im Gesundheitswesen der Universität Witten/Herdecke

Das Gesundheitswesen unterliegt starken ökonomischen Zwängen. Trotzdem betonen Krankenhäuser immer gern, dass bei ihnen »Der Mensch im Mittelpunkt« steht. Schenken Sie solchen Botschaften Glauben?
Ich kann der Botschaft Glauben schenken, wenn man das nicht als problematisch darstellt. Aber klar ist auch, dass seit der Einführung der DRGs der Patient aus ökonomischer Sicht nur noch ein Kunde ist und sonst nichts. So denken Kranken-

häuser. Sprechen Sie mal mit einem Chefarzt oder einem Medizin-Controller über Kennziffern. Auf der anderen Seite haben Krankenhäuser einen Versorgungsauftrag und strahlen auch in die Öffentlichkeit hinein. Da kann man natürlich nicht als Reparaturbetrieb auftreten, was man faktisch seit den DRGs ist. Stattdessen geht es darum, als Krankenhaus den menschlichen Faktor zu betonen.

... der dann aber nur Fassade ist?
Es kann sein, dass das dann bloße Behauptung ist, wie manchmal im Baumarkt à la »Wir sind immer für Sie da« und dann ist da doch keiner. Es kann aber auch sein, dass sich Krankenhäuser wirklich darum bemühen. Die vielen Privatisierungen von Kliniken haben zwar einen Konkurrenzkampf von Reparaturbetrieb gegen Reparaturbetrieb zur Folge, aber auf der anderen Seite kümmern sich die privatisierten Häuser genau um diesen menschlichen Faktor, weil sie wissen, dass sie damit Punkte machen können.

Im Krankenhaus-Marketing wird oft der Patient mit dem Kunden gleichgesetzt. Kann man das so einfach machen?
Das wird man nicht können. Man macht es in gewisser Weise, das ist aber schwierig: Denn im Unterschied zu jemandem, der eine Waschmaschine kauft, ist der Patient in einer vulnerablen Situation, in der es um seine Gesundheit – vielleicht sogar Leben und Tod – geht. Dieser Aspekt muss berücksichtigt werden.

Welche Konsequenzen hat das für die Kommunikation zwischen Krankenhaus/Arzt und Patienten?
Man wird den ökonomischen Aspekt nicht gegen den ethischen ausspielen können. Man kann nicht einerseits fordern,

wir brauchen mehr Geld, mehr Zeit, mehr Leute. Das ist vielleicht wünschenswert, aber doch auch oft unrealistisch. Die Kommunikation zwischen Heilberuflern auf der einen und Patienten auf der anderen Seite muss im positiven Sinne effektiver sein: Das heißt, die Kontaktzeit zwischen den handelnden Personen muss konkreter und präziser genutzt werden. Die Patienten müssen informiert werden, sie müssen das Gefühl haben, dass man sich für sie einsetzt und dass sie nicht nur durchgeschleust werden. Darauf kann man achten und Wert legen, auch wenn nicht immer viel Zeit ist. Wir wissen aus Patientenbefragungen, dass sie Verständnis dafür haben, wenn ein Arzt im Stress ist. Wichtig ist, dass er signalisiert, dass er für sie da ist, das reicht den Patienten schon.

Klingt einfach ...
Aber Krankenhäuser sind in der Regel blind für solche Sachen. Man kann die Angestellten fragen, alle wollen nur das Beste, alle bemühen sich, aber wenn man genau fragt, was das Problem ist, dann kommt niemand darauf. Das muss von außen widergespiegelt werden.

Und was könnten Krankenhäuser dann zum Beispiel machen?
Ganz konkrete Dinge: Warum macht man nicht mal eine Krankenhausführung? Wie sieht ein OP von innen aus? Das weiß niemand. Bei den meisten Krankenhäusern wird man morgens operiert, dann kommt man irgendwo hin – wohin genau erfährt man erst in dem Moment. Es gibt wenige Häuser, die Patienten vorher mal durchführen und ihnen zeigen, was an welcher Station passiert und dass das Personal für sie da ist. Aber mit solchen Aktionen kann man die Hemmschwelle senken.

1.5 Die Marke muss geführt werden, auch online

Das Internet ist Quelle und Entscheidungshilfe Nummer 1 bei Gesundheitsthemen. Gesundheitseinrichtungen werden immer transparenter – und können von jedem verglichen und bewertet werden. Der Unternehmenserfolg eines Krankenhauses hängt maßgeblich von der Kommunikation mit seinen Zielgruppen ab.

Diese Erkenntnisse dürften unbestritten sein, Kliniken haben längst begriffen, dass sie Marketing betreiben müssen und sind im Netz mindestens mit einer eigenen Webseite präsent. Der Online-Bereich stellt ohne Zweifel die größte Herausforderung an das Klinik-Marketing: Was macht das Web mit meiner Marke? Nirgends kommen Menschen in so engen aktiven Kontakt mit der Marke wie im Internet. Das ist, wie Matt Harrop, Kreativdirektor von Fork, einer der erfolgreichsten Digitalagenturen Deutschlands, erklärt,»eine große Chance und gleichzeitig eine große Gefahr, denn jede falsche Bewegung kann ihn [den Kunden] für immer verscheuchen« (Harrop 2013, S. 13). Deswegen meiden viele dieses Risiko und beschränken sich auf die rationale Präsentation ihrer Produkte. So wie viele Krankenhäuser, die nur auf einer Homepage eine medizinische Leistungsschau betreiben und sich aus der emotionalen Web 2.0-Umgebung raushalten.

Doch nur, weil man im Web 2.0 nicht mitmacht, heißt das noch lange nicht, dass man dort nicht auftaucht.»Das Netz verschiebt die Macht vom Anbieter zum Nachfrager«, analysierte der Organisationspsychologe Prof. Peter Kruse (2015, S. 52) die Eigenschaften des Internets.»Das heißt, dass ich die

33

Kontrolle über meine Botschaften und Inhalte verliere, sobald ich sie ins Netz gestellt habe. Das Netz macht mit ihnen, was es will.« So extrem muss man das nicht sehen, wahr ist aber, dass das Netz fundamental anders funktioniert als Print oder Fernsehen. Hier ist die eigene Marke nicht mehr hermetisch – sie existiert neben der Webseite auch an anderen Stellen wie auf Facebook oder in Bewertungsportalen und erfährt hier Resonanz. Diese ist zwar nicht steuerbar, aber man kann sie durchaus lenken bzw. durch eigene Reaktionen unterbrechen.

Das ist sicher nicht einfach, es gibt wenige Erfahrungswerte im idealen Umgang mit beispielsweise negativen Kommentaren. Und es kann lästig sein, sich im Alltag mit anstrengenden Trollen auseinanderzusetzen. Doch die sozialen Medien stehen im Zentrum der Gesundheitskommunikation und müssen ernst genommen werden! Auch wenn nur wenige zum Beispiel eine Krankenhausbewertung online schreiben, gelesen wird sie von vielen, die sich wiederum davon beeinflussen lassen – Betroffene schenken anderen Betroffenen schnell Glauben. Nach einer Marktforschung von Nielsen[14] vertrauen sogar 78 % der User den Aussagen der sozialen Netzwerke, nur 14 % denen der Werbung eines Unternehmens.

Es ist also wichtig, sich im Web 2.0 zu tummeln und in einen Dialog mit den Usern zu treten. Nur so bewahrt man sich den Hauch einer Chance, die Zügel zur Führung der eigenen Marke nicht ganz aus der Hand zu geben.

---

14 http://www.nielsen.com/de/de/insights/reports/2015/Trust-in-Adver¬
tising-Store.html; abgerufen am 14.12.2015

2 Web 1.5 für Krankenhäuser – Grenzen setzen

2.1 Wunderland Web – Was alles möglich ist

Welche Social-Media-Kanäle gibt es? Da fallen den meisten Facebook, Twitter, Youtube, Google Plus, Xing, Pinterest und vielleicht noch Instagram ein. Überschaubar, auf den ersten Blick, doch das Web 2.0 ist inzwischen ein dichter Dschungel der digitalen Möglichkeiten. Allein in Deutschland zählen Experten mehr als 100 Netzwerke[15], und ein Großteil der Menschen, die

---

15 http://www.foerderland.de/digitale-wirtschaft/netzwertig/news/artikel/¬ zn-aktuelles-ranking-149-social-networks-aus-deutschland/; abgerufen am 14.12.2015

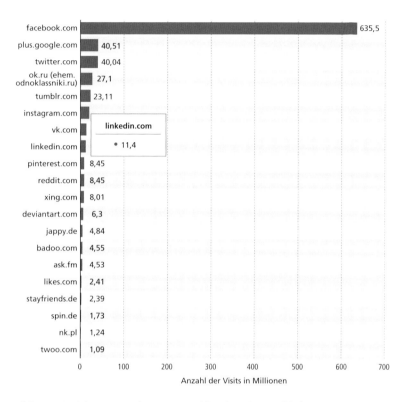

Abb. 5: Soziale Netzwerke in Deutschland nach Anzahl der Visits im Dezember 2014 (in Millionen) (Quelle: statista http://de.statista.¬ com/statistik/daten/studie/70232/umfrage/soziale-netzwerke—¬ nutzer-pro-monat/)

sich online bewegen, tut dies auch in sozialen Netzwerken. Nach der letzten Bitkom-Studie »Soziale Netzwerke« (2013) sind 78 % der User in Deutschland in mindestens einem Netzwerk angemeldet, 67 % sind aktive Nutzer. Das mit Abstand am häufigsten genutzte Netzwerk in Deutschland ist Facebook: 56 % der Internetnutzer geben an, Facebook aktiv zu nutzen. Je jünger, desto häufiger: 89 % der heute Unter-30-Jährigen, die sogenannten »Digital Natives«, sind täglich in ihren Lieblings-Netzwerken aktiv – die Verbreitung der Smartphones macht dies besonders leicht. Interessant für Werbende: Empfehlungsmarketing funktioniert in sozialen Netzwerken besonders gut. Die Hälfte der Netzwerker geben an, dass Empfehlungen von Freunden hohe Aufmerksamkeit bei ihnen erzeugen, bei den 14- bis 29-Jährigen sind es sogar fast zwei Drittel (62 %).

Während nach dieser Studie im Jahr 2012 gerade mal knapp die Hälfte der deutschen Unternehmen den Schritt in die Social-Media-Welt gewagt hatte, sind es inzwischen nach der Bitkom-Studie von 2015 schon 75 %. Bei Dienstleistern sind soziale Netzwerke für die interne und externe Kommunikation besonders beliebt, hier sind mehr als 84 % der Firmen auf Facebook & Co. präsent.[16]

Kein Wunder, Social Media bietet (nahezu) kostenlos Veröffentlichungsplattformen für Marketing und mit der hohen Dichte der Nutzer besitzen sie eine potentielle Reichweite, an die Printprodukte kaum herankommen – und wenn dann nur gegen viel Geld. Doch auf welche Kanäle muss man setzen? Einfach die zwei, drei großen mit den meisten Nutzerzahlen herauspicken? Dort mitmachen, weil alle anderen es auch tun? Und welche Inhalte sollen Krankenhäuser produzieren und publizieren? Theoretisch ist nämlich eine Menge möglich: Berichte, Reportagen, Testimonials, Bildergalerien, Video- und Radiobeiträge, Blogs usw. Bei überschaubaren rechtlichen Leitplanken (► Kap. 2.2) verleiten die schier grenzenlosen Angebote des Web

---

16 Bitkom-Studie 2015, https://www.bitkom.org/Presse/Presseinforma¬tion/Drei-von-vier-Unternehmen-nutzen-Social-Media.html, abgerufen am 11.11.2015

2.0 dazu, alles mitzumachen. Um sich aber nicht zu verzetteln und sich auf wenige Dinge effizient zu konzentrieren, muss man sich selbst Grenzen setzen und Mut zur Lücke haben. Man muss das Web 2.0 quasi als Web 1.5 nutzen, in reduzierter Form. Diese Grenzen für sich individuell zu definieren und zu setzen, ist eine der größten Herausforderungen im Social-Media-Dasein.

2.2 Rechtliche Rahmenbedingungen

Die Präsenz im Social Web birgt für Krankenhäuser und Gesundheitseinrichtungen rechtliche Risiken, also gibt es auch im Netz Spielregeln, die beachtet sein wollen. Grundlage ist zunächst das Heilmittelwerbegesetz – es ist nicht lang und lohnt, durchgelesen zu werden. Die aktuelle Version findet sich schnell im Netz.[17] Komplizierter ist es im Bereich Social Media: Hier ändert sich die Rechtsprechung regelmäßig und vieles lässt sich nicht eindeutig auslegen. Um halbwegs sicher durch das Web zu navigieren, empfiehlt es sich Kontakt zu einem Fach-Juristen zu halten. Thomas Schwenke ist Rechtsanwalt und unter anderem Experte für Social-Media-Marketing und Datenschutz. Im Interview gibt er Tipps, worauf Krankenhäuser achten sollten.

---

17 http://www.gesetze-im-internet.de/bundesrecht/heilmwerbg/gesamt.¬
   pdf

Interview mit Rechtsanwalt Thomas Schwenke

Thomas Schwenke, Dipl. FinWirt (FH), LL.M. berät deutschlandweit Agenturen sowie Unternehmen in Rechtsfragen zum Marketingrecht, AGB-Erstellung und als zertifizierter Datenschutzbeauftragter. Ist Autor (»Social Media Marketing und Recht«, O'Reilly), Blogger, Podcaster und zu finden unter http://rechtsanwalt-schwenke.de/, Facebook: https://www.¬ facebook.com/raschwenke, Twitter: http://twitter.com/thsch, Fotografie: http://rechtsanwalt-schwenke.de/wp-content/up¬ loads/2012/07/RA_Thomas_Schwenke_2000_2666.jpg

Was sind typische Stolperfallen für Krankenhäuser, wenn Sie Social Media betreiben?

Zu den wichtigsten Herausforderungen gehören die Fragen des Urheberrechts, da Bilder in Social Media notwendig sind, um Aufmerksamkeit zu gewinnen. Zuvor muss geklärt werden, aus welchen Quellen die Bilder bezogen werden. Eine häufige Quelle sind Stockbildarchive, bei denen jedoch zu prüfen ist, ob sie auch eine Lizenz zur Nutzung der Bilder auf Social-Media-Plattformen gewähren.

Werden eigene Bilder erstellt, müssen vor allem die Persönlichkeitsrechte der abgebildeten Personen geklärt sein. Kein Mitarbeiter und erst Recht kein Patient muss zustimmen, abgebildet zu werden. Aber auch wenn eine Zustimmung eingeholt wird, muss sie bei Mitarbeitern und sollte auch bei Patienten schriftlich festgehalten werden.[18] Darüber hinaus

---

18 Dafür lohnen sich vorgefertigte Einverständniserklärungen, die man zu einem Fototermin mitbringt und unterschreiben lässt.

müssen die Abgebildeten über die Risiken der Bildverbreitung aufgeklärt werden. Ebenso dürfen keine Informationen zu Krankheiten oder überhaupt zum Aufenthalt im Krankenhaus ohne ausdrückliche und bewusste Einwilligung der betroffenen Personen preisgegeben werden.

Ferner ist ein Wesenskern von Social Media, dass fremde Inhalte geteilt, d. h. innerhalb des eigenen Profils wiedergegeben werden. An dieser Stelle sind vergleichsweise geringere Gefahren zu befürchten, es sei denn man würde eindeutig rechtswidrige Inhalte teilen (z. B. erkennbar ohne Willen der abgebildeten Personen).

Des Weiteren müssen auch die datenschutzrechtlichen Fragen beachtet werden, die schon mit der Eröffnung eines Accounts auf einer Plattform wie Facebook beginnen und sich mit Fragen wie der Einbindung von Like-Buttons in Webseiten oder Nutzung von Messengern wie WhatsApp zur Kommunikation mit Patienten fortsetzen können.

Ebenso erforderlich ist eine Anleitung für Mitarbeiter, wie sie mit Social Media umgehen sollen.[19] Zwar darf man Mitarbeitern die Art der privaten Social-Media-Nutzung nicht vorschreiben. Aber man darf sie darauf hinweisen, welche Art der Nutzung dem Arbeitgeber und ihnen selbst schaden könnte und daher besser unterlassen werden sollte. Mitarbeiter sollten insbesondere nicht im Namen des Krankenhauses sprechen oder Werbung betreiben, deren Rechtsfehler dem Krankenhaus zugeschrieben werden könnten. Auch wenn die Kritik am Arbeitgeber nicht untersagt ist, sollten Mitarbeiter wissen, dass Gerichte auch Beleidigungen innerhalb von

---

19 ▶ Kap. 3.3

virtuellen »Freundes«-Kreisen im Regelfall als öffentlich und damit vor Gericht verwertbar betrachten.

Neben diesen speziellen Herausforderungen von Social Media müssen auch klassische PR-Fragen geklärt werden, also Fragen der einheitlichen Selbstdarstellung und etwaiger Umgang mit Kritik.

Nicht zuletzt gehören auch die besonderen Anforderungen des Krankenhausmarketings auf die Checkliste, also insbesondere die engen Grenzen der Werbung nach dem HWG. Denn nur weil ein Beitrag in sozialen Medien erscheint, heißt das nicht, dass für ihn mildere Gesetze gelten. Eine Testfrage, die ich Social-Media-Managern empfehle, lautet daher: »Könnte mein Posting, Tweet, Bild oder meine Antwort auf eine Nutzerfrage so auf einer Werbetafel oder in offizieller Werbebroschüre stehen?«

Welche Vorsorgen können Krankenhäuser treffen?
Die beste Vorsorge ist die Berücksichtigung der rechtlichen Aspekte nebst möglichen Stolperfallen und Worst-Case-Szenarien im Rahmen der Social-Media-Strategie. Dazu gehört auch der Umstand, dass Social-Media-Marketing ohne Rechtsverstöße praktisch nicht möglich ist. Die Schere zwischen der Legitimität (d. h. was als zulässig gilt) und der Legalität (d. h. was zulässig ist) klafft immer weiter auseinander. Das gilt insbesondere wenn Plattformen oder Tools verwendet werden, die aus den USA stammen, wo andere datenschutzrechtliche oder urheberrechtliche Vorstellungen gelten. Das heißt, Fehler müssen in einem wirtschaftlich vertretbaren Rahmen in Kauf genommen werden und zum Beispiel etwaige Kosten der Abmahnung für ein unerlaubt verwendetes Bild miteinkalkuliert werden, um später nicht überrascht zu werden.

Eine Social-Media-Strategie ist jedoch nur so gut, wie die Mitarbeiter, die sie ausführen. Aus rechtlicher Sicht ist es aus meiner Erfahrung nicht notwendig, dass Mitarbeiter alle juristischen Paragrafen kennen. Zudem ist Social-Media-Marketing von einem ständigen Wandel gekennzeichnet, so dass es praktisch unmöglich ist, alle Situationen auswendig zu lernen. Auch gibt es oft kein »richtig« oder »falsch«, sondern Entscheidungen, die auf Grundlage einer Risikoeinschätzung getroffen werden müssen. Viel wichtiger als Einzelwissen ist daher ein »Rechtsgefühl« dafür, was rechtlich richtig und was falsch sein könnte. Mit den richtigen Fragen können die Antworten häufig im Netz gefunden werden und auch die Kommunikation mit Juristen wird erleichtert.

Die Rechtsprechung im Bereich Internet und Social Media ändert sich regelmäßig. Wie bleiben die für die Webaktivitäten verantwortlichen Mitarbeiter, die in der Regel keine Juristen sind, am besten auf Stand?

Als Grundlage empfehle ich, dass zumindest ein/e Social-Media-ManagerIn an einer rechtlichen Schulung teilgenommen hat, da ein Gefühl für die Risiken und ihre Einschätzung meines Erachtens so am besten vermittelt werden kann. Nach meiner Erfahrung reicht es aus, das Wissen alle zwei bis drei Jahre aufzufrischen.

Daneben empfehle ich Tweets und Blogs von Juristen zu folgen, die sich auf Social-Media-Marketing spezialisiert haben. Wird zum Beispiel ein rechtliches Problem oder Urteil von ihnen allen aufgegriffen, ist es ein deutlicher Indikator, dass man es sich genauer anschauen sollte.

Welche datenschutzrechtlichen Bestimmungen müssen aktuell bei Social-Media-Aktivitäten beachtet werden?
Das Datenschutzrecht ist ein Paradebeispiel für rechtliche Herausforderungen ohne eindeutige Antworten. Die Auslegung der Gesetze ist zum Teil entgegengesetzt und so kann nur auf Basis einer Risikoeinschätzung gehandelt werden. Absolut wichtig sind Datenschutzerklärungen auf Webseiten, in denen über alle verwendeten Trackingtools (z. B. Google Analytics) nebst Möglichkeiten zum Widerspruch (sog. Opt-Out), Social-Media-Buttons oder eingebundene Inhalte wie z. B. Youtube-Videos aufgeklärt wird.

Social-Media-Buttons, die zugleich wie Tracking-Tools funktionieren (insbesondere Social Plugins von Facebook, wie der »Like«-Button) sollten gar nicht oder nur mit einer sog. 2-Klick-Lösung[20] eingesetzt werden. Empfehlenswerter sind Buttons, die nur das Teilen von Inhalten per Link erlauben (z. B. Shariff-Buttons[21]).

Des Weiteren hat der EuGH im Oktober 2015 entschieden, dass Datentransfers an »Safe Harbor«-zertifizierte Unternehmen in die USA nicht mehr privilegiert sind (06.10.2015, C-362/14). Viele Online-Unternehmen galten dank dem Zertifikat als datenschutzrechtlich nach EU-Maßstäben als sicher. Nunmehr gelten sie als unsicher, weswegen mit ihnen spezielle Standardverträge abgeschlossen werden (deren Zulässigkeit das Urteil ebenso in Frage stellt) oder Nutzer

---

20 http://www.heise.de/ct/artikel/2-Klicks-fuer-mehr-Datenschutz-13¬
33879.html
21 http://www.heise.de/newsticker/meldung/c-t-entwickelt-datenschutz¬
freundliche-Social-Media-Buttons-weiter-2466687.html

Einwilligungen erklären müssten (was eine umfassende Aufklärung der Nutzer erfordert). Praktisch befinden wir uns derzeit also in einer Schwebelage, in der viele der US-Plattformen und Tools nicht eingesetzt werden dürften, aber eingesetzt werden, da viele abwarten, ob nun eine Lösung für dieses Auseinanderklaffen des Rechts und der Wirklichkeit gefunden wird.

Facebook steht datenschutzrechtlich immer wieder in der Kritik. Ist es eigentlich zu verantworten, dort als Krankenhaus eine Fanpage zu betreiben?
Diese Frage ist fast eher moralischer als rechtlicher Natur. Zum einen geht Facebook beim Datenumgang eher von dem US-Bild eines aufgeklärten Verbrauchers aus, während Verbraucher nach europäischer Vorstellung unaufgeklärt und schützenswert sind. Dadurch ist es zwangsläufig, dass Facebook den hohen datenschutzrechtlichen Anforderungen in Europa nicht immer genügt.

Eine andere Frage ist, ob das Krankenhaus als Betreiber der Facebook-Seite für etwaige Datenschutzverstöße Facebooks haftet. Das haben die Gerichte bisher in vergleichbaren Fällen abgelehnt (OVG Schleswig-Holstein, 04.09.2014 - 4 LB 20/ 13). Jedoch liegt diese Frage derzeit dem BVerwG zur Entscheidung vor, so dass die Rechtslage nicht sicher ist.

Darüber hinaus sind auch staatliche Einrichtungen und Organe auf Facebook vertreten, am prominentesten wohl die Bundesregierung[22]. Dabei vertritt sie, wie auch viele Facebook-Nutzer, die Ansicht, dass man einen Dienst nutzen, sich

---

22 https://www.facebook.com/Bundesregierung/

2.2 Rechtliche Rahmenbedingungen

aber trotzdem für die Änderung der Rahmenbedingungen und Verbesserung des Datenschutzes einsetzen kann.

Beliebt sind in der Web-Szene der Krankenhäuser Testimonials, in denen Patienten ihre Krankheitsgeschichte erzählen. Ist das mit Blick auf § 11 Abs.1 Satz 1 Nr.3 HWG zulässig? Auf welche Grenzen muss man achten?

Seit der Novellierung des HWG im Jahr 2013 ist die Werbung mit Krankengeschichten nur noch dann unzulässig, soweit ihre Wiedergabe in missbräuchlicher, abstoßender oder irreführender Weise erfolgt oder durch eine ausführliche Beschreibung oder Darstellung zu einer falschen Selbstdiagnose verleiten kann. D.h. sachliche, nicht auf Erzeugung von Angst, Befriedigung von Sensationsgier oder »Wunderheil«-Versprechen basierende Krankengeschichten sind zulässig. Vor allem muss eine Suggestivwirkung vermieden werden, die Leser denken lassen kann, dass alles Gesagte so individuell auf sie übertragbar ist.

Das heißt unterm Strich muss es immer deutlich sein, dass es sich um einen individuellen Fall handelt und eine individuelle Diagnose unentbehrlich ist. Um etwaige Missverständnisse aufzufangen, empfehle ich einen derart lautenden Hinweis (neudeutsch »Disclaimer« am Ende einer jeden solchen Krankengeschichte aufzunehmen).

Im Übrigen gilt das nicht nur für ausführliche Krankengeschichten in Broschüren oder auf Websites. Auch ein kurzes Facebook-Posting kann eine derartige Krankheitsgeschichte darstellen, wenn z. B. in wenigen Worten von einem Krankheitsfall berichtet wird.

2.3 Die Klinik-Homepage

Die Präsenz im Netz beginnt mit der eigenen Webseite. Sie ist quasi ein Heimspiel, denn hier können Krankenhäuser ganz autark zeigen, wer sie sind und was sie können. Doch obwohl das Web inzwischen so viele Möglichkeiten bietet, nutzen die wenigsten Krankenhäuser dies aus. Wer sich auf den Webseiten der Branche umschaut, stößt immer wieder auf textlastige Leistungsschauen, Bilder von Betonklötzen, die die Größe des Klinikgebäudes betonen und kleinteiligen Layouts, die möglichst viele Informationen auf einer Seite unterzubringen versuche. Für einen Menschen, der auf der Suche nach Hilfe ist, ist das ein Entgegenkommen, das unemotionaler und überfordernder kaum sein könnte. Das können Krankenhäuser besser.

Alles beginnt mit einem strategischen Konzept der Webseite, das Ziele und Zielgruppen definiert. Hier muss echte Markenkernarbeit (vgl. Hoffmann 2016) geleistet werden, es sind also zunächst Fragen zu stellen:
* Wer bin ich?
* Was macht meine Marke aus?
* Wie grenze ich mich zu anderen ab?
* Was will ich wem vermitteln?
* Wer sind also meine Zielgruppen?

Hilfreich ist hier in jedem Fall die Zusammenarbeit mit einer professionellen Kommunikationsagentur, die nicht nur die Konzeption der Webseite unterstützt, sondern auch als Außenstehende einen unverbrauchten, nicht betriebsblinden Blick auf die Dinge hat und das Antworten-Finden deutlich erleichtert.

Die Definition des Markenkerns und der daraus resultierenden strategischen Maßnahmen ist im Übrigen auch für alle anderen Bereiche in der Unternehmenskommunikation und im Marketing relevant. Das Engagieren einer Agentur ist in diesem Fall gut investiertes Geld!

Wenn die Marke einmal definiert ist, dann muss sie kommuniziert werden. Krankenhäuser verfallen dann gerne in eine Leistungsschau und präsentieren ihre medizinisch-technische Kompetenz. Das ist verständlich und darf gezeigt werden, bloß sollte dies erst in einem zweiten Schritt geschehen. Zuerst ist es wichtig zu beherzigen, dass Marken am besten auf emotionaler Ebene funktionieren, nur so sprechen sie Menschen an und bleiben haften. Und Ansprechpartner Nummer 1 sind die Patienten. Eine gute Krankenhauswebseite gibt dem Patienten das Gefühl, dass er in diesem Krankenhaus gut aufgehoben ist, dass sich verständnisvolle Menschen um ihn kümmern, dass er versteht, was hier vor sich geht, und dass er die bestmögliche medizinische Leistung erhält. Sie ist also patientenorientiert und vermittelt:

Geborgenheit

* Großformatige Bilder, die freundliche Mitarbeiter zeigen (ohne Mundschutz, das wirkt anonym und abschreckend), bewirken eine emotionale Ansprache, ebenso wie
* Bilder von Patienten und deren Geschichten. Starke Bilder sind nicht zu unterschätzen, sie sind Teil eines erfolgreichen Content Marketings. Der Einsatz von professionellen Fotografen lohnt sich.
* Präsentation der behandelnden Ärzte, im besten Fall nicht nur mit Foto und Kontaktdaten, sondern auch mit einem persönlichen Interview

47

- Einblicke in die Klinik: Wie sehen die Zimmer aus? Was gibt es zu essen und wie sieht die Freizeitgestaltung aus?
- Bei welchen Krankheiten bekomme ich hier Hilfe?
- All das sollte möglichst schon auf der Startseite zugänglich sein. Patienten interessiert nicht zuallererst die Struktur eines Krankenhauses.

Verlässlichkeit
- Erreichbarkeit zeigen mit Kontaktdaten
- Zeitnah auf Anfragen oder Beschwerden reagieren
- Die Webseite sollte ein responsives Design haben, d. h., dass sie auch auf einem Smartphone oder Tablet gut zu lesen ist und von den Nutzern unterwegs besucht werden kann.
- Wenn man die Entwicklung beherzigt, dass immer mehr Menschen mobil auf eine Seite zugreifen statt zuhause vom Computer aus, müsste man sich auch zuerst der mobilen Version der Webseite widmen. Das berücksichtigen viele Krankenhaus-Webseiten noch nicht, sie sind zu kleinteilig und zu sehr vom Desktop her gedacht.
- Dialogische Ansätze nutzen, z. B. indem ein Forum eingebunden ist oder eine Feedback-Plattform

Sicherheit
- Orientierung bieten durch eine klare Menüführung Nicht zu viele
- Unterebenen auf der Webseite einbauen. Wer nur ein Krankenhaus darstellen muss, ist im Vorteil.

  Tipp für Klinik-Ketten: lokal denken. Die meisten Patienten suchen ihr Krankenhaus vor Ort und wollen nicht auf eine aufgeblähte Konzernseite stoßen, auf der sie nicht zu ihrem Krankenhaus finden
- Leicht verständliche Texte, in denen medizinische Fachbegriffe

- übersetzt sind, geben dem Patienten Autorität; er möchte bei seiner Krankheit mitreden können
- Präsentieren der vorhandenen medizinischen Qualität.

Als technischer Unterbau der Seite empfiehlt sich ein klassisches Content-Management-System, das leicht zu bedienen ist. Doch auch hier führt der Weg kaum an einer Technikagentur vorbei, die die Webseite betreut und auf Stand hält. Denn sowohl für die inhaltliche Gestaltung als auch für die Technik gilt: Die Webseite ist niemals fertig. Allein die Suchmaschinenoptimierung (Search engine optimization, kurz SEO) ist ein niemals endender Prozess, da die Suchmaschine Google die Algorithmen, nach denen sie arbeitet, permanent verbessert. Und entsprechend den Algorithmen muss die Webseite bestimmte Voraussetzungen – wie responsives Design, einfache Sprache, keine doppelten Inhalte, gute Verschlagwortung – erfüllen, damit sie in der Google-Trefferliste möglichst weit oben erscheint. Aber auch die Nutzungs- und Sehgewohnheiten im Netz ändern sich rasant, weshalb ein Relaunch alle paar Jahre angebracht ist.

Um den Anschluss nicht zu verpassen, sollte man die Konkurrenz immer im Auge haben und gucken, was und wie die anderen es machen. Da die Krankenhausbranche webtechnisch eher hintenan ist, lohnt der Blick über den Branchentellerrand und die Landesgrenzen hinaus – große Autofirmen zum Beispiel geben gerne viel Geld für Werbung aus, also für ihre Webseiten inklusive. Auch wenn nicht alles 1:1 auf Krankenhäuser anwendbar ist, so kann man sich sicher inspirieren lassen. Es folgen einige Best-Practice-Beispiele.

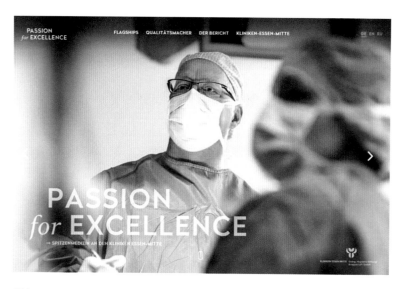

Abb. 6: Das interaktive Qualitätsprofil der Kliniken Essen-Mitte (http://www.passion-for-excellence.com/)

Diese Seite der Kliniken Essen-Mitte zeigt schön, wie man mit großflächigen Bildern und wenig Text arbeiten kann. Auch wenn es in diesem Fall keine Krankenhausseite ist, so könnte sie als Vorlage dienen. Wenn man runter scrollt folgt ein Textmodul mit wenig Text – das bietet Übersichtlichkeit.

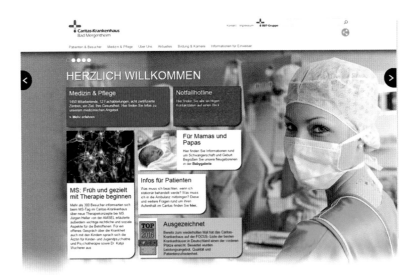

Abb. 7: Homepage Caritas-Krankenhaus Bad Mergentheim (http://www.¬ ckbm.de/ckbm/index.php)

Auch die Seite des Caritas-Krankenhauses Bad Mergentheim arbeitet mit großflächigen Bildern, die Mitarbeiter des Krankenhauses zeigen. Darauf führen kurze Text-Teaser zu ausführlicheren Inhalten. Schön übersichtlich.

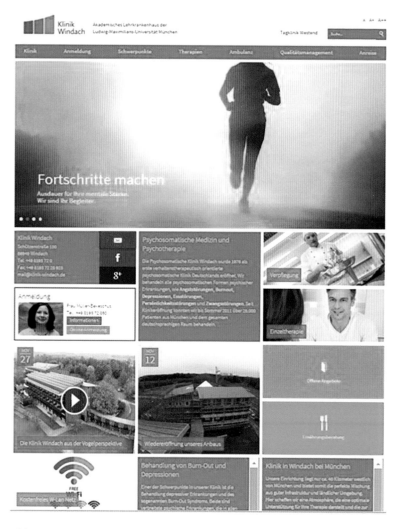

Abb. 8: Homepage Klinik Windach (http://klinik-windach.de)

Die psychosomatische Klinik Windach ist ebenfalls darauf bedacht, ihre Webseitenbesucher nicht zu erschlagen. Der große Slider spricht emotional an – mit ruhige Motiven und Mut machenden Slogans. Eine simple Kacheloptik verschafft schnelle Orientierung, immer erreichbar ist das Kontaktfeld – mit Verweis auf die Social-Media-Auftritte.

Ein Blick auf die Seite des Osloer Universitätskrankenhauses (http://www.oslo-universitetssykehus.no/) zeigt, dass auch die Norweger mit einem Slider arbeiten, der Menschen abbildet, Gebäude sind hier nirgends zu sehen. Im zweiten Seitenbereich sind kachelartig die wichtigsten Informationen positioniert. Im Footer der Seite sind die »Follow us«-icons zu finden.

Die Schweizer Hirslanden-Gruppe präsentiert auf ihrer Seite https://www.hirslanden.ch/global/fr/accueil.html. einen emotional ansprechenden Slider mit verschiedenen Patienten-Testimonials. Besonders umtriebig sind die Schweizer auf den Social-Media-Plattformen (► Kap. 2.3).

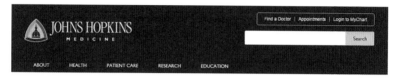

The Johns Hopkins Hospital

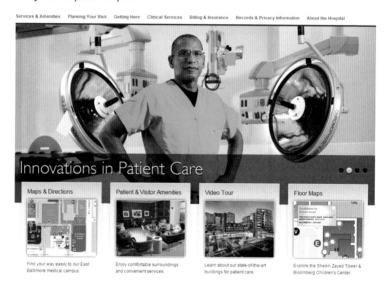

Abb. 9: Homepage Johns-Hopkins-Hospital (http://www.hopkinsmedicine.¬
org/the_johns_hopkins_hospital/)

Die Seite des Johns-Hopkins-Hospitals, eines der Top-Kran-
kenhäuser der USA, kommt sehr aufgeräumt daher, tea-
sert die Unterthemen mit kleinen Bildern und griffigen Sätzen
an (wie z. B. den Service-Bereich, wo Patienten auf einen Blick
für sie interessante Themen wie Essen und W-LAN-Zugang
erfahren).

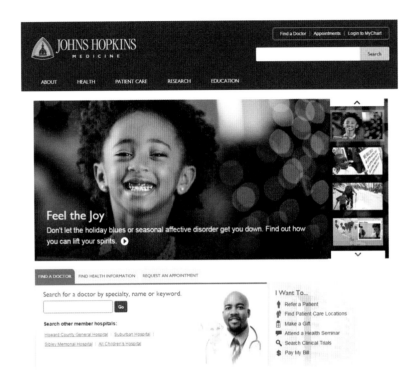

Abb. 10: Patientenansprache auf der Homepage des Johns-Hopkins-
Hospitals (http://www.hopkinsmedicine.org/)
Auf der Hauptseite gibt es eine direkte Patientenansprache
durch einen »I want to«-Bereich, in dem man die häufigsten
Suchanfragen (find a doctor, make an appointment, pay my bill
etc.) anklicken kann. Sehr serviceorientiert.)

Noch aufgeräumter ist die Seite des Northwestern Memorial
Hospitals in Chicago (https://www.nm.org/location/northwes¬
tern-memorial-hospital): klare Kacheln mit griffigen Informationen, wenig Text, dafür mehr Übersicht. Ein zweiter großer
Block zeigt eine Karte mit der Lage der Klinik. Hier ist der Fokus
ganz klar auf den Patienten/Angehörigen gelegt, der sich infor-

mieren will. Der Slider mit dem »She had a rare form of cancer. Fortunately, she had an even more rare form of doctor«-Slogan spricht emotional an; wäre in Deutschland vermutlich schon an der Grenze der Werbung. Wer die Seite auf seinem Smartphone aufruft, sieht, wie schön sie auch im responsiven Design aufbereitet ist.

der gesundheitswirt

DIE THEMEN   DIE SERIEN   DER ÜBERBLICK   ÜBER MICH   KONTAKT   IMPRESSUM

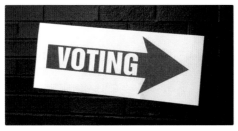

Dipl.-Betriebswirt (FH) im Gesundheits- und Sozialwesen, Online- und Social-Media-Marketing für Kliniken, Internetmedizin in Deutschland www.-martin-schleicher.de

SCHLAGWÖRTER

Abstimmung Aktion Android Apple Apps Award BarCamp Behandlung Berlin Blog Care Camp Köln Community Corporate Blog Diabetes Digital Health Digitalisierung Facebook Film Fitness Forschung Gesundheit Gesundheitswesen Gesundheitswirtschaft Gewinner Google Gründer Hamburg Health 2.0 Homepage Internet Internetauftritt Internetmedizin iPhone Kampagne Klinik KlinikAward Kommunikation Konferenz Krankenhaus Krankenkasse Krankenversicherung Krankheiten Krebs Marketing Medizin Mobile Health Netzwerk Online-Marketing Patienten re:health re:publica Relaunch Responsive Webdesign Session Smartphone Social Media Startups Tablet Therapie Tinnitus Tra-

Bester Relaunch einer Klinik-Webseite: Jetzt abstimmen!

42 Antworten

Auf die Plätze, fertig, los! Die Umfrage zum besten Relaunch im Jahr 2014 ist gestartet. 34 Krankenhäuser kämpfen um den heiß begehrten Titel „Bester Relaunch einer Klinik-Webseite 2014". An dieser Stelle ein großes Dankeschön für die vielen Kommentare, um weitere Klinik-Webseiten einzureichen. Ich will gar nicht lange um den heißen Brei herumreden.

Hier sind die Teilnehmer und ihre Klinik-Webseiten:

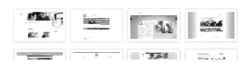

Abb. 11: Blog »der gesundheitswirt« (https://gesundheitswirt.wordpress.¬com/)

Auf dem Blog »der gesundheitswirt« gibt es seit wenigen Jahren die Online-Abstimmung »Bester Relaunch einer Klinikwebseite«. Dort kann man sich angucken, wie die Konkurrenz so unterwegs ist. Andere Branchen sind allerdings weiter. Angucken und inspirieren lassen lohnt sich!

Die Webseite von Apple (www.apple.de) ist ein perfektes Beispiel für Reduktion auf das Wesentliche: Große Produkt-Bilder und kurze Texte reichen dem Hersteller aus, um zu überzeugen. Nähere Infos gibt es auch, allerdings erst in der Tiefe der Seite.

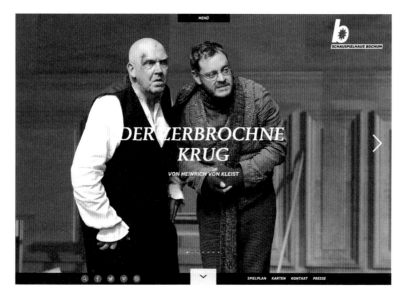

Abb. 12: Homepage Schauspielhaus Bochum (http://www.schauspielhaus¬bochum.de/)

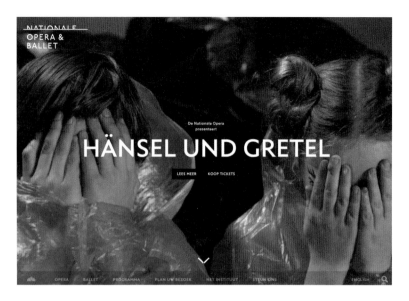

Abb. 13: Homepage National Opera & Ballet, Amsterdam (s. Website Dutch National Opera & Ballet) (http://www.operaballet.nl/)

Für Kulturschaffende ist es ein Leichtes: Große Bilder, große Emotionen. Dazu kommen eine übersichtliche Menüführung und gut geschriebene Texte.

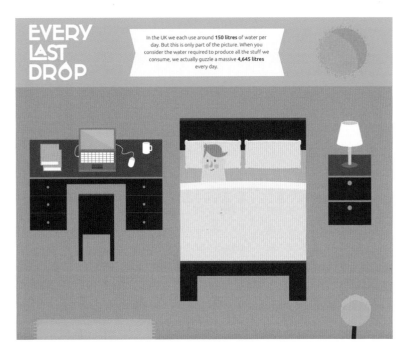

Abb. 14: Homepage zum Wassersparprojekt »Every Last Drop« (http://¬ everylastdrop.co.uk)

Wie präsentiert man ansprechend Grafiken? Auch für Krankenhäuser, die medizinische Abläufe vermitteln wollen, ist die Seite »Every Last Drop« interessant.

Weitere Webseiten-Tipps findet man auf der Seite http://¬ webbyawards.com/winners/2015/. Sie ist ein ganz guter Gradmesser dafür, wo gerade vorn ist im Webdesign.

2.4 Social-Media-Kanäle – Eine Auswahl

Die Social-Media-Seiten mit den meisten Besuchern in Deutschland sind Youtube, Facebook, Google Plus und Twitter[23]. Entsprechend häufig kommunizieren auch Krankenhäuser, wenn sie in Social Media unterwegs sind, über Facebook (55 %), Youtube (47 %) und Twitter (23 %)[24], aber auch Xing (30 %) und Blogs (13 %) sind Krankenhäusern offenbar wichtig. Doch was zeichnet diese und weitere Plattformen aus und wie können Krankenhäuser auf ihnen mitspielen? Einige Beispiele.

2.4.1 Facebook

Was ist Facebook?

Facebook ist ein soziales Netzwerk im klassischen Sinne – hier erstellt man ein persönliches Profil, über das man Informationen von sich preisgibt, man vernetzt sich mit anderen Nutzern und man postet und teilt Inhalte oder konsumiert diese nur. Waren anfangs nur Privatpersonen auf Facebook, gibt es inzwischen jegliche Formen von Facebook-Profilen: Unternehmen, Institutionen, Verlage, Vereine und Interessensgruppen wie »Was ist los in unserer Stadt« oder »Stammzellenspender gesucht für Leo-

---

23 Statista.com, Soziale Netzwerke in Deutschland nach Anzahl der Visits im Dezember 2014, abgerufen am 13.11.2015, http://de.statista.com/¬ statistik/daten/studie/70232/umfrage/soziale-netzwerke—nutzer-pro-¬ monat/

24 Studie der Fachhochschule Brandenburg, Deutsches Ärzteblatt 2015; 112(7): A 276-8

nie«. Gerade für letztere ist Facebook eine schnelle und einfache Alternative zu einer Webseite – und das Facebook-Profil erreicht definitiv schneller und mehr Menschen.

Wer ist auf Facebook unterwegs?

Facebook ist der Platzhirsch unter den sozialen Netzwerken und erfreut sich trotz immer wiederkehrenden Datenschutz-Diskussionen großer Beliebtheit: Allein in Deutschland tummeln sich 28 Millionen aktive Nutzer[25] auf der Plattform, weltweit sind es sogar 1,42 Milliarden Nutzer monatlich.[26] Das Gros der User ist zwischen 18 und 34 Jahre alt (53 %), aber auch die 35- bis 54-Jährigen bilden eine große Gruppe (26 %). Die Zahl der Jugendlichen hingegen ist seit einigen Jahren rückläufig – bei ihnen ist Facebook out, sie weichen auf andere Plattformen wie Instagram und WhatsApp aus.

Die hohe Nutzerzahl verspricht auf den ersten Blick eine enorme Reichweite, sprich: Mit einem Beitrag, den eine Klinik postet, kann sie unheimlich viele Menschen erreichen. Allerdings muss man dabei bedenken, dass mit der steigenden Nutzerzahl auch die Zahl der geposteten Inhalte steigt. Damit entsteht ein echter Wettbewerb in den Facebook-Neuigkeiten, die die einzelnen Nutzer in ihrem persönlichen »Newsfeed« sehen. Laut Facebook werden inzwischen schon so viele Inhalte erstellt und geteilt, dass im Newsfeed einer einzelne Person im Durchschnitt bis zu 1500 neue Beiträge erscheinen können, jedes

---

25 http://de.statista.com/statistik/daten/studie/70189/umfrage/nutzer-von-¬ facebook-in-deutschland-seit-2009/, abgerufen am 16.11.2015
26 http://de.statista.com/statistik/daten/studie/181086/umfrage/die-welt¬ weit-groessten-social-networks-nach-anzahl-der-user/, abgerufen am 16.11.2015

Mal, wenn sie sich bei Facebook anmeldet.[27] Es wird damit also für jeden Beitrag schwieriger, Aufmerksamkeit zu bekommen. Facebook begründet damit den Rückgang der sogenannten organischen Reichweite auf der Plattform. Wer also noch nicht auf Facebook vertreten ist, sollte es sich gut überlegen, ob er dort überhaupt noch einen Fuß in die Tür bekommt – oder vielleicht lieber auf ein anderes soziales Netzwerk umschwenkt.

Nach Erhebungen des Bloggers Martin Schleicher gibt es inzwischen mehr als 400 deutsche Klinikseiten auf Facebook,[28] zum Teil sind Krankenhäuser mit mehreren Seiten neben der Hauptseite vertreten, zum Beispiel mit einer Seite für die Kinderstation oder einem Karriereportal. Doch Präsenz ist nicht gleichzusetzen mit Aktivität: Schleicher wertete aus, dass die Top 20 der Kliniken auf Facebook für 50 % aller Inhalte der 400 Krankenhausseiten verantwortlich sind – sprich, viele sind offenbar nur selten oder gar nicht aktiv. Inhaltlich fällt auch auf, dass viele Krankenhäuser Facebook und andere soziale Netzwerke lediglich als weiteren Veröffentlichungskanal für Pressemitteilungen nutzen. Da geht mehr.

Was läuft auf Facebook? Was können Krankenhäuser machen?

Im Gegensatz zur eigenen Webseite lässt Facebook wenig Spielraum für die individuelle Gestaltung der Seite. Umso stärker liegt der Fokus auf dem Header-Bild, das der erste Blickfang für neue Besucher der Seite ist. Auch hier gilt: Emotionale Ansprache

---

27 https://www.facebook.com/business/news/Organische-Reichweite-auf-¬ Facebook-Antworten-auf-deine-Fragen, abgerufen am 16.11.2015

28 https://gesundheitswirt.wordpress.com/2015/07/27/care-camp-koeln-¬ krankenhaeuser-und-social-media-3-dimensionen-1-strategie/, abgerufen am 16.11.2015

wirkt. Krankenhäuser sollten Menschen zeigen, die mit ihnen verbunden sind. Drei Beispiele:

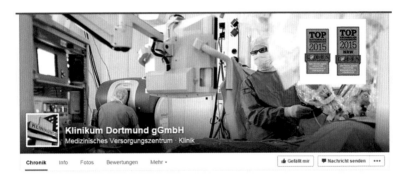

Abb. 15: Facebook-Seite des Klinikums Dortmund (© Facebook-Profil des Klinikums Dortmund, Marc Raschke (2015)) (https://www.face¬ book.com/klinikumdo)

Das Klinikum Dortmund präsentiert zwei Mediziner im OP – immerhin sind zwei Menschen zu sehen, dennoch wirkt das Ganze sehr technisch.

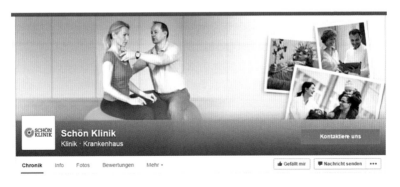

Abb. 16: Facebook-Seite der Schön-Kliniken (https://www.facebook.com/¬ schoenklinik)

Die Schön-Kliniken zeigen einen Therapeuten in Interaktion mit einer Patientin; am rechten Bildrand kleben wie in einem Familienalbum Fotos mit Patienten, Angehörigen und medizinischem Personal. Hier wird auf Freundlichkeit und Menschlichkeit gesetzt.

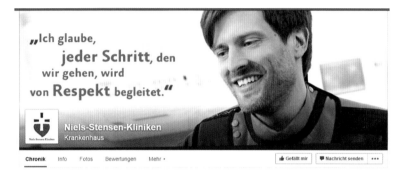

Abb. 17: Facebook-Seite der Niels-Stensen-Kliniken (https://www.face¬book.com/niels.stensen.kliniken)

Bei den Niels-Stensen-Kliniken wird das Porträtbild eines Menschen um ein aussagekräftiges Zitat ergänzt – auch so kann man gut seine Botschaft platzieren.

Die Header-Bilder können durchaus mal gewechselt werden, das ist einfacher als bei einer Webseite zu bewerkstelligen und bringt Bewegung in den Auftritt.

Kern der Facebook-Seite ist aber der Newsfeed: Er lebt von regelmäßig geposteten Beiträgen. Große Verlagshäuser posten mindestens einmal pro Stunde, das ist für Krankenhäuser selbstverständlich nicht zu leisten. Wer es schafft, alle paar Tage einen Beitrag auf Facebook abzusetzen, ist schon gut dabei. Aber klar ist auch: Auf die Masse kommt es nicht an, sondern auf die

Qualität der Inhalte sowie ein gewisses Maß an Kontinuität, das zeitlich gesehen interpretierbar ist. Hilfreich dafür ist es, einen Redaktionsplan aufzustellen, in dem man festhält, wann welche Beiträge online gehen sollen. Damit man nicht den Überblick verliert, bietet Facebook unter »Beitragsoptionen« eine Funktion an, mit Hilfe derer man Beiträge planen und auf eine bestimmte Zeit vorprogrammieren kann, zu der sie dann automatisch online gehen. In diesem Bereich kann man auch die Effektivität seiner Beiträge auswerten.

Was die Wahl der Inhalte angeht, so sollte man sich zunächst klar machen, wie Facebook tickt: Das Netzwerk funktioniert vor allem übers Teilen. Nutzer sehen einen Beitrag, der sie interessiert, berührt, begeistert – und sie möchten, dass ihre Freunde und Bekannten auch davon erfahren. Also teilen sie den Beitrag, und so erfährt er im besten Falle eine virale Verbreitung. Wie oft ein Beitrag geteilt wurde, wird übrigens am Fuß des Beitrags angezeigt.

Doch welche Inhalte werden geteilt? Alles, was Interesse weckt. Am Beispiel der »Bild«-Zeitung und von Online-Portalen von Zeitungshäusern kann man sehen, dass dies vor allem »Blut-und-Blech-Themen« sind. Unfälle, Kriminelles und Sex-Geschichten befriedigen den Voyeurismus vieler Menschen und treiben nachweislich die Klickzahlen in die Höhe. Daneben gibt es softere Themen wie Tierbabys und Service-Tipps, die viel Aufmerksamkeit auf sich ziehen. In dieser Welt können Krankenhäuser schlecht mitspielen, aber sie können sich einige Merkmale abgucken, die gute Beiträge ausmachen. Zuallererst sind gute Bilder und spannende, kurze Videos wichtig – die Social-Media-Welt ist eine Welt der Bilder. Dahinter müssen dann Nachrichten stecken, die den User überraschen, von denen er nichts wusste und die er anderen mitteilen will: Ein schönes Beispiel ist die Geschichte vom Klinikum Dortmund, wo Friedensaktivisten vor der Kinderklinik mit Kreide ein Herz mit Genesungswünschen für die Kinderpatienten auf die Straße gemalt hatten. Der Leiter der Unternehmenskommunikation sah das Kreidebild, fotografierte es mit seinem Handy, schrieb ein paar Zeilen dazu und postete es auf Facebook. Der Post wurde über 60 000 Mal von Facebook-Usern geliked und verbreitete sich innerhalb weniger Tage millionenfach im Internet. So simpel die Geschichte ist, so berührend war sie – und das war der entscheidende Faktor für ihre Weiterverbreitung.

Klinikum Dortmund gGmbH
22. April · Bearbeitet · 🌐

Es gibt sie noch: Dinge, die einen positiv sprachlos machen. In diesen
Minuten malt eine Handvoll junger Friedensaktivisten vor dem Gebäude
der Kinderchirurgie dieses Kreidebild auf den Gehsteig - ein "Werdet
schnell gesund" an die Kinder in unserem Klinikum. Eine Guerilla-Aktion
im besten Sinne! Die Männer, die aus #Dortmund, #Schwerte und #Soest
stammen, haben sich über die Friedensbewegung kennengelernt und sich
über Social-Media-Kanäle zu der heutigen Aktion spontan
zusammengefunden. Sie wollen ganz konkret Menschen eine Freude
bereiten. Wir sagen: Das ist gelungen!

PS: Sogar der Gründer der Kinderchirurgie in Dortmund (inzwischen über
80 Jahre alt und Rentner) ist eben durch Zufall an dem Kreidebild
vorbeigelaufen - mit einem Lächeln.

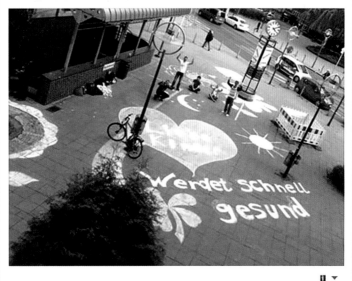

Abb. 18: Facebook-Post des Klinikums Dortmund (© Facebook-Profil
des Klinikums Dortmund, Marc Raschke (2015) (https://www.face¬
book.com/klinikumdo)

Für die Dortmunder Klinik war dies also ein dankbares Thema, doch dazu gehört auch, die Aktion der Friedensaktivisten als ein mitteilenswertes Thema zu identifizieren und entsprechend umzusetzen. In diesem Fall zuerst Facebook als Veröffentlichungskanal mit ein paar emotionalen Zeilen dazu zu wählen, war goldrichtig; die Geschichte als nüchterne Nachricht auf der Klinik-Homepage wäre verpufft. Das Foto wurde übrigens wegen seiner Wirkung in der Social-Media-Welt später mit Platz 3 beim PR-Bild-Award 2015 ausgezeichnet.

Neben solchen außergewöhnlichen Ereignissen haben Krankenhäuser aber auch im Alltagsgeschäft starke Nachrichten mitzuteilen, wie zum Beispiel die Vorstellung einen neuen medizinischen Gerätes, die Aufklärung über ein bestimmtes Gesundheitsproblem oder einfach News zu Personalien – »Namen sind Nachrichten« lautet ein journalistischer Grundsatz. Diese Themen muss man zunächst einmal identifizieren – und dann kommt es darauf an, wie man diese erzählt. Die neuen Kniegelenke nüchtern vorzustellen, kann schnell langweilig werden, aber das Einsetzen eines künstlichen Kniegelenks mal in einem Comic darzustellen, wäre unkonventionell – und würde Aufmerksamkeit wecken. Man darf dabei selbstverständlich nicht zu sehr in die humoreske Trickkiste greifen, das kann albern und unseriös oder sogar respektlos wirken. Aber unkonventionell dürfen Krankenhäuser durchaus sein. Bei guten Geschichten, die im Web funktionieren sollen, kommt es auf Innovation und Kreativität an. Man muss aus den üblichen Denkmustern und Erzählstrukturen ausbrechen und überlegen, wie man eine Geschichte mal anders präsentieren kann.

Hilfreich ist auch hier, in den Social-Media-Auftritten der anderen zu stöbern und zu schauen, wie sie es machen. Drei Beispiele:

Schön-Kliniken

Die Schön-Kliniken gehören auf Facebook zu den Branchenführern und sind mit drei Seiten entsprechend aktiv: »Schön Klinik«, »Schön Klinik – Beruf & Karriere« und »SCHÖN Klinik Germany's Specialist Hospitals« auf Englisch für die internationale Zielgruppe. Mit der Seite »Schön Klinik« präsentiert die Klinikkette die Aktivitäten aller 17 Standorte in Deutschland. Dort gibt es jeden zweiten Tag einen Post – konzertiert durch einen strukturierten Redaktionsplan,[29] den eine eigene Social-Media-Managerin mit der Marketing- und E-Business-Leitung plant. Themen sind unter anderem Einblicke in den Klinikalltag und Tipps zu medizinischen Themen wie »Wege aus der Essstörung«. Die Schön-Kliniken nutzen auch Synergien, was das Thema Qualitätsbericht zeigt: Unter dem Motto »Ist das für mich die beste Klinik?« wurden im Qualitätsbericht unter anderem Ärzte und Patienten befragt. Die Ergebnisse stehen nicht nur in dem Printprodukt, sondern nähren im Newsfeed der Facebook-Seite eine ganze Serie von mehreren Posts. Effizient gemacht. Die Beiträge sind außerdem alle professionell im Look des Corporate Designs/der Corporate Identity gehalten.

---

29 http://www.hcm-magazin.de/die-community-ist-koenig/150/10741/¬
316426/1; abgerufen am 17.11.2016

Schön Klinik
13. November um 17:04 ·

"Haben die die besten Mitarbeiter?"

Eine Klinik ist nur so gut wie ihre Mitarbeiter! Unser Ziel ist es, Ihnen als
Patient neue #Lebensperspektiven zu geben. Das können wir nur mit
qualifizierten und überzeugten Mitarbeitern, die bei uns langfristige
#Perspektiven für ihre berufliche Entwicklung sehen. Erfahren Sie mehr>>
http://ow.ly/Uyrcq #Qualität #Qualitätsbericht

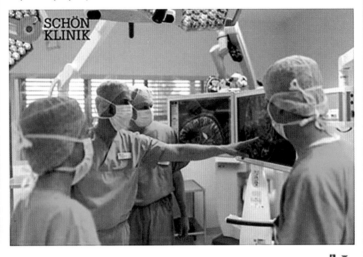

👍 Gefällt mir　　　💬 Kommentieren　　　↪ Teilen

266 Personen gefällt das.　　　　　　　　　　　Top-Kommentare ▾

21 Mal geteilt

Abb. 19: Facebook-Timeline der Schön-Kliniken (https://www.facebook.com/¬
schoenklinik/timeline)

71

Niels-Stensen-Kliniken

Die Niels-Stensen-Kliniken betreiben ebenfalls rege Facebook-Kommunikation über eine große Bandbreite: von der Teilnahme der Mitarbeiter am Protest gegen das Krankenhausstrukturgesetz über den neuen Chefarzt hin zu Patientengeschichten und Vortragsankündigungen. Auffällig ist die Ansprache: Nicht nüchtern, sachlich, sondern Social-Media-typisch frisch, direkt und oft mit einem gewissen Witz. Das muss gekonnt sein, damit es nicht plump wirkt. Hier ist es gelungen und verleiht dem Profil damit Farbe – es wirkt dadurch persönlicher und also nahbarer.

Ob eine Klinik ihre Zielgruppen in den sozialen Medien duzen will, wie es oft üblich ist, sollte jede Klinik für sich entscheiden. Man kann auch mit höflicher Anrede gutes Social Media machen.

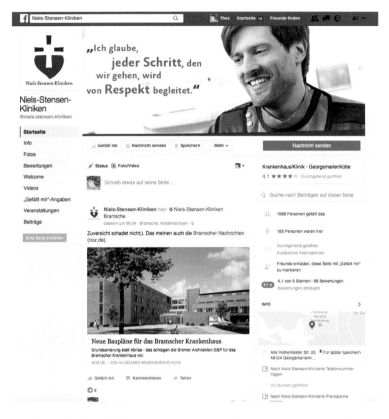

Abb. 20: Facebook-Seite der Niels-Stensen-Kliniken (https://www.facebook.¬
com/niels.stensen.kliniken)

Klinikum Dortmund

Das Klinikum Dortmund agiert ähnlich und ihm gelingt ein aktiver Dialog mit seiner Facebook-Community. Mit direkten Fragen wie »Und? Wie fandet Ihr den Auftakt der Serie ›Club der roten Bänder‹?« auf Vox, in der das Klinikum eine Rolle spielt, generiert das Krankenhaus einige Kommentare bzw. Antworten. Außerdem sind die Dortmunder fleißig im Hashtaggen - und verweisen so auf virulente Themen. Viele Posts verlinken entweder auf Beiträge auf der Klinikhomepage – so kann man die User auf seine Webseite oder den eigenen Blog ziehen – oder auf Medienbeiträge, was erhöhte Relevanz schafft. Ungewöhnlich ist sicher das Bekennen von Farbe bei gesellschaftspolitischen Ereignissen (z. B. das Posten des Peace-Symbols mit Eiffelturm nach den Anschlägen von Paris im November 2015) – aber warum nicht, es sollte bloß mit der Klinikleitung abgestimmt sein.

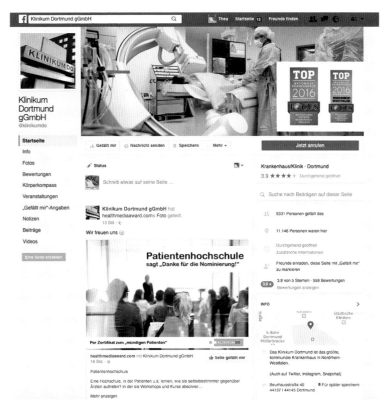

Abb. 21: Facebook-Seite des Klinikums Dortmund (© Facebook-Profil des Klinikums Dortmund, Marc Raschke (2015)) (https://www.¬ facebook.com/klinikumdo)

Klinikketten stellt sich sicher die Frage, ob man für jede Klinik einen eigenen Facebook-Account betreibt oder sich auf einen einzigen für den ganzen Konzern konzentriert. Hier gilt: Lokal denken! Patienten suchen in der Regel ihre Klinik vor Ort und interessieren sich weniger für den Krankenhauskonzern; eine bunte Mischung an Postings aus allen Kliniken könnte da verwirren. Besser ist es also, sofern regelmäßig guter Content zur Verfügung steht und von Mitarbeitern gepflegt werden kann, jeder Klinik ihren eigenen Facebook-Auftritt zu gewähren.

Grundsätzlich die Finger lassen sollte man von Facebook-Aktionen wie Gewinnspielen oder Fotowettbewerben – das wird Kunden gerne von Social-Media-Agenturen angeboten – doch das sind Spielereien, die mit dem Kerngeschäft nichts gemein haben. Krankenhäuser sollten sich auf ihre medizinischen Themen und was drum herum passiert konzentrieren, denn dafür haben sie das Knowhow – sie müssen es nur zu vermarkten wissen.

Entgegen des üblichen Mottos sind Krankenhäusern in der Kreativität auch Grenzen gesetzt: Und zwar immer dort, wo es ethisch kritisch wird, die Würde der Patienten angetastet wird oder man zu offenherzige Patienten vor sich selbst schützen muss. Diese Kriterien sind vor allem bei emotionalen Geschichten wie Patienten-Testimonials relevant – man sollte sie aber bei jeder Social-Media-Aktion im Kopf haben.

Was für Facebook gilt, gilt im Prinzip für die meisten anderen sozialen Netzwerke auch: Sie leben davon, dass Menschen sich einander mitteilen. Dabei müssen sie gar nicht direkt der Zielgruppe entsprechen: Ein schönes Beispiel dafür ist der Erfolg des Buches »Darm mit Charme« von Giulia Enders. Theoretisch spricht das Thema des Buches nur Gastroenterologie-Patienten und speziell Interessierte an. Aber die Autorin hat ihr Wissen so innovativ erzählt und erdacht, dass es Massen begeisterte und sogar zum Spiegel-Bestseller wurde.

2.4.2 Google Plus

Das Netzwerk Google Plus funktioniert im Prinzip wie Facebook, deswegen nutzen es viele Unternehmen synchron und posten ihre Facebook-Inhalte identisch auf Google Plus. Das ist an und für sich so in Ordnung, aber dieses Vorgehen sowie die geringen Zugriffszahlen auf Google Plus (rund 2,5 Milliarden registrierte Mitglieder weltweit) zeigen auch, dass sich das Netzwerk zu wenig von Facebook abgrenzt und quasi überflüssig ist. Trotzdem sollte man Google Plus im Auge behalten: Seit dem Relaunch Ende 2015 werden die Inhalte auf der Plattform nach Themen angezeigt. So können Nutzer ihre Posts nach Themen sortieren und sich mit anderen Google Plus-Mitgliedern austauschen, die die gleichen Interessen haben. Entsprechend ist die Plattform um Communities und Collections aufgebaut. Hier können Krankenhäuser mit medizinischen Themenpools sicher punkten.

77

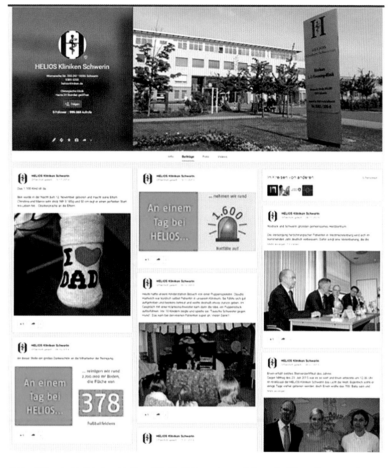

Abb. 22: Auftritt der Helios Klinik Schwerin auf Google Plus (https://plus.¬
google.com/111669466478837919164/about)

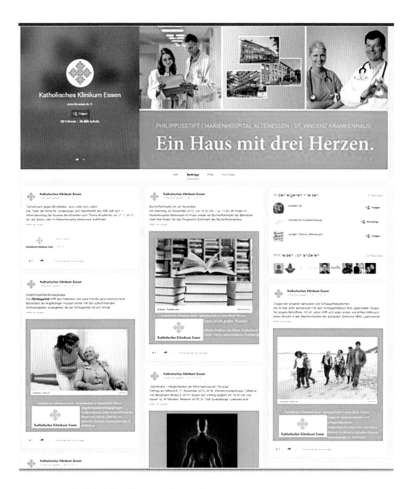

Abb. 23: Auftritt des Katholischen Klinikums Essen auf Google Plus
(https://plus.google.com/117807901540905495705/about)

2.4.3 YouTube

Was ist YouTube?

YouTube ist eine Videoplattform, auf der Nutzer Video-Clips ansehen, bewerten und selbst hochladen können. Die Bandbreite zwischen professionell und laienhaft ist entsprechend groß, ebenso thematisch; der Schwerpunkt der Plattform liegt allerdings auf Unterhaltung. Wer häufiger Videos einstellt, kann einen eigenen Videokanal einrichten, welchen andere User abonnieren können, um kein neues Video zu verpassen.

Wer ist auf YouTube unterwegs?

In Deutschland zählt YouTube rund 38 Millionen Nutzer (Stand: 2012), weltweit sind es mehr als eine Milliarde.[30] Entgegen der weit verbreiteten Meinung, dass YouTube ein Portal für Teenies und Studenten ist, ist mehr als die Hälfte der Nutzer 35 Jahre und älter.[31]

Was läuft auf YouTube? Was können Krankenhäuser machen?

Täglich werden auf der Plattform Videos mit einer Gesamtdauer von mehreren hundert Millionen Stunden wiedergegeben und entsprechend Milliarden Aufrufe generiert. Zu den meist aufgerufenen Clips zählen solche aus der Rubrik Musikvideos, Filmtrailer, Live-Musik, Kurzfilme und Home-Videos. Was auf den ersten Blick oft wie eine unendliche, beliebig zusammengewürfelte Sammlung an Videos aussieht, ist durch die YouTube-Kanäle, die unterschiedliche Themen bedienen, strukturiert.

---

30 https://webrepublic.com/de/blog/2015/2/16/infografik-alles-was-du-¬ ueber-youtube-marketing-wissen-musst/; abgerufen am 26.11.2015
31 Laut Marktforschungsinstitut Ipsos. (http://www.wuv.de/digital/wer_¬ in_deutschland_youtube_nutzt; abgerufen am 14.12.2015)

Und auch unter diesen Kanälen gibt es meistgeklickte: Zu den beliebtesten deutschen Channels zählen Gronkh (Videogames, 3,3 Mio. Abonnenten), Ytitty (Comedy, 3 Mio. Abonnenten) und Kontor (Musik, 2,6 Mio. Abonnenten) (Zahlen v. Oktober 2014). Weit oben sind auch LeFloid (2,8 Mio. Abonnenten) und Marie Meimberg (knapp 40.000 Abonnenten), die beiden reflektieren in ihren Videos das aktuelle Geschehen oder machen Musik – sie sind so etwas wie die deutschen YouTube-Stars und sie stehen für die Art und Weise, wie die Video-Plattform sich weiterentwickelt hat und heute wirklich tickt.

Diesem Kern können Krankenhäuser kaum gerecht werden, aber sie können den Bedarf an medizinischem Wissen bedienen: So intensiv wie über Google nach z. B. Krankheiten gesucht wird, so erfolgreich können Videos zu diesen Themen auf YouTube laufen. Clips zum Beispiel von der Emma Klinik Seligenstadt zur Behandlung von Krampfadern (https://youtu.be/Sabrs2ZV4KM) oder von der Helios Klinik Barmbek zur Geburtshilfe des Krankenhauses (https://youtu.be/Mycv7yIq4zY) haben jeweils über 55 000 Aufrufe. Die Videos sind relativ konventionell gemacht, aber die guten Klickzahlen machen deutlich, dass es zunächst auf die Themen ankommt – das Interesse bei den Usern ist vorhanden. Passend zur jüngeren Zielgruppe auf YouTube hat das Video der Schön-Kliniken zum Thema Essstörung (https://youtu.be/MvZQOzRfkcc) fast 120 000 Aufrufe. Was darin sicher auch gut ankommt, ist die zielgruppengerechte Ansprache: Die Filmer haben junge Patientinnen ihre Zimmer und die Station zeigen sowie den Therapie-Alltag erklären lassen – das senkt Hemmschwellen für potentielle Patienten, die sich dieses Video anschauen. Auf ihrem Videokanal haben die Schön-Kliniken ihre Clips nach Rubriken sortiert – und auch hier lässt sich anhand der Aufrufzahlen zeigen: Am besten gehen allgemeine Erklärvideos wie »Wie entstehen Rückenschmerzen« oder

»Die multimodale Schmerztherapie«. Klar ist aber auch: Je allgemeiner der Titel bzw. je losgelöster vom eigenen Krankenhaus, desto größer die Konkurrenz über Google und Co. Ein Video zu einer oft gesuchten Krankheit muss also richtig gut gemacht sein, damit es Aufmerksamkeit bekommt und weiter empfohlen wird. Um das zu erreichen, muss man kreativ sein – und Geld ausgeben. Man muss ja nicht gleich die Werbeagentur für Nutella engagieren, es gibt viele kleine Filmagenturen, die gute Konzepte und Ideen haben.

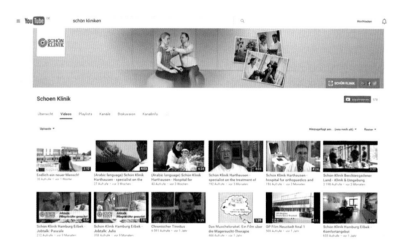

Abb. 24: YouTube-Kanal der Schön-Kliniken (https://www.youtube.com/¬ user/SchoenKlinik/videos)

Auch für Personal-Recruiting eignet sich ein eigener YouTube-Kanal. Die Vivantes-Gruppe aus Berlin macht es vor: Auf ihrem Channel gibt es eine eigene Rubrik zu Beruf/Ausbildungsberufen, die in kurzen Clips vorgestellt werden – und den Abrufzahlen nach zu urteilen gut ankommen.

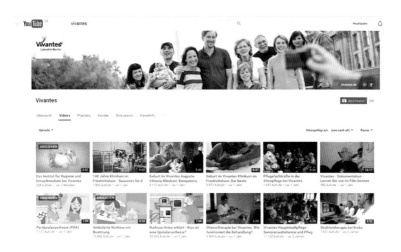

Abb. 25: YouTube-Kanal von Vivantes (https://www.youtube.com/user/¬
Vivantes/videos?sort=dd&view=0&flow=grid&live_view=500)

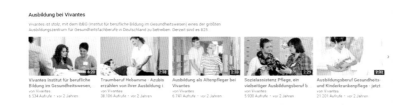

Abb. 26: Videos zu Ausbildungsberufen bei Vivantes (https://www.youtube.¬
com/user/Vivantes/featured)

Wichtig ist, dass die Videos nicht zu lang sind. Zahlreiche
Studien belegen, dass User schnell wegklicken, wenn die ersten
10–20 Sekunden noch fesselnd genug sind. Und länger als 2,30
Min. sollten die meistens Clips auch nicht sein.

Einmal produziert und auf YouTube hochgeladen sollten die Klinik-Videos natürlich auch auf den restlichen Seiten promoted werden – sei es als Facebook-Post, im Videoportal der eigenen Webseite oder auf dem Krankenhaus-Blog.

2.4.4 Twitter

Was ist Twitter?
Twitter ist ein Kurznachrichtendienst, über den man Meldungen mit maximal 140 Zeichen absetzen kann. Die Kurznachrichten – die sogenannten Tweets – sind öffentlich. Hashtags innerhalb der Nachricht sorgen dafür, dass sie auch gefunden werden, zum Beispiel wenn es um das Thema #Schmerztherapie geht. Parallel dazu können Nutzer einem Twitter-Kanal folgen, sprich ihn abonnieren und so alle Tweets des Kanals automatisch zugestellt bekommen.

Wer ist auf Twitter unterwegs?
In Deutschland sind jährlich zwischen drei und vier Millionen User auf Twitter unterwegs. Die Altersstruktur der Twitter-Community ist sehr ausgewogen: Stärkste Altersgruppe sind die 25- bis 34-Jährigen (22 %), dicht gefolgt von den 35- bis 44-Jährigen (21 %). Aber auch die 18- bis 24-Jährigen und die Gruppe der 45- bis 54-Jährigen sind auf Twitter aktiv (jeweils 19 % und 18 %).[32] Es gibt kaum eine Zielgruppe, die sich nicht im Twitter-Raum bewegt: Von Promis über Fußballvereine bis hin zu Unternehmen ist alles dabei.

---

32 http://de.statista.com/statistik/daten/studie/77439/umfrage/nutzer-¬ von-twitter-in-ausgewaehlten-altersklassen/; abgerufen am 20.11.2015

Was läuft auf Twitter? Was können Krankenhäuser machen?
Die begrenzte Zeichenzahl der Tweets gibt den Weg vor: Auf Twitter funktionieren vor allem kurze Statusmeldungen oder aussagekräftige Nachrichten. Dass vor allem klassische Nachrichten das Interesse der User wecken, zeigt die Liste der meistgefolgten deutschen Marken – es sind alles Medienhäuser: ProSieben, Bild, Spiegelonline, Zeitonline, Stern.de, ZDF usw. (mit 400 000 bis 1,2 Millionen Followern)[33]. Andersherum gilt aber auch, dass Twitter für viele Journalisten ein unverzichtbares Recherchetool ist, um Themen zu generieren. Wird in einer Klinik also ein neuer Chefarzt eingestellt oder der Quartalsbericht mit spannenden Zahlen herausgegeben, dann ist das einen Tweet wert. Wichtig darin sind aussagekräftige Stichworte mit Hashtags, und im besten Falle noch ein Kurzlink, der zu einem ausführlicheren Bericht auf die eigene Webseite oder eine der Social-Media-Plattformen weiterleitet. Um die subjektive Relevanz hochzuhalten, sollte man nicht jeden Leseabend-Termin oder neuen Speiseplan twittern; das spamt die Empfänger unnötig zu. Für Krankenhäuser lohnt es sich allemal einen Twitter-Account einzurichten, zumal er relativ pflegeleicht ist. Denn die Inhalte, die getwittert werden, existieren ja ohnehin schon – sei es als Pressemitteilung, als Blog-Eintrag oder als Facebook-Post.

---

33 http://de.statista.com/statistik/daten/studie/73676/umfrage/follower-¬ von-unternehmen-und-organisationen-bei-twitter/; abgerufen am 20. 11.2015

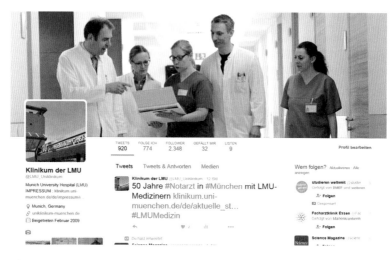

Abb. 27: Twitter-Account der Universität München (http://twitter.com/¬ lmu_uniklinikum)

2.4.5 Instagram

Was ist Instagram?

Instagram ist eine Plattform, auf der man Fotos und Videos posten und teilen kann. Der Fokus liegt auf den Bildern: Wenn man auf Instagram unterwegs ist, werden in der Erstansicht kachelartig angeordnet nur Bildmotive angezeigt – in Anlehnung alte Polaroid-Bilder übrigens im quadratischen Format. Erst beim Klick auf ein Bild und dessen Vergrößerung erscheint eine kurze Beschreibung, die mit Hashtags versehen ist. Instagram ist zwar auch als Desktop-Variante abrufbar, konzipiert ist der Online-Dienst in erster Linie aber als App für den Smartphone-Zugriff. Besonderer Clou bei Instagram: Mittels verschiedener Farbfilter können die User ihre Bilder ästhetischer gestalten.

Wer ist auf Instagram unterwegs?

Instagram ist eindeutig eine Plattform der jungen Leute: Das Gros der Nutzer ist die Altersgruppe zwischen 16–34 Jahren (28 %), 9 % sind 35–44 Jahre alt, 7 % 45–54 Jahre und 4 % 55–64 Jahre alt. Weltweit sind rund 300 Millionen Menschen monatlich auf Instagram aktiv, in Deutschland gehen Branchenkenner von rund vier Millionen Nutzern aus (für Deutschland gibt es keine separaten Zahlen). Markant für die Plattform ist die Selbstdarstellung der »instagramer« mittels Selfies: Forscher stellten fest, dass allein Ende 2014 auf Instagram 900 Mal mehr Selfies gepostet wurden als drei Jahre zuvor. Unter prominenten Schauspielern, Sportlern und Musikern ist Instagram quasi Pflicht, fast noch wichtiger als eine eigene Facebook-Fanpage, um mit den Fans in Kontakt zu bleiben. Der durchschnittliche Nutzer verbringt täglich rund 20 Minuten in dieser Bilderwelt. Nicht zuletzt deswegen haben auch große Marken Instagram als Werbe-Plattform für sich entdeckt.

Was läuft auf Instagram? Was können Krankenhäuser machen?

Bilder, Bilder, Bilder – und zwar schöne. Das ist es, was auf Instagram zählt. Und dass unter Unternehmen vor allem Mode- und Lifestyle-Marken, Sportartikelhersteller und Autobauer das am besten bedienen können, zeigt die Topliste der erfolgreichsten Marken auf Instagram: Hier belegen Nike, Starbucks, Adidas und Porsche vordere Plätze. Der Trend, dass Marken zunehmend über Visuals, also Fotos und Videos, kommunizieren und im Gegenzug Texte immer kürzer werden, dafür ist Instagram ein Paradebeispiel. Für Krankenhäuser ist es nahezu unmöglich, auf diesem Level mitzuspielen – abgesehen von den üppigen Werbe-Etats, auf die diese Unternehmen zurückgreifen können, ist die Bilderwelt der Krankenhäuser schnell erschöpft (viel weiß), schnell abstoßend (medizinische Detailaufnahmen) oder schnell grenzwertig (exponierte kranke Menschen).

Andere Branchen können sich hingegen perfekt bildlich vermarkten, sie nutzen Instagram auch, um ihre Marke emotional aufzuladen. Wer sich die Instagram-Profile von Porsche[34] und adidas (▶ Abb. 28) anschaut, bekommt ein Gefühl dafür – und sieht, wie entfernt Krankenhaus-Profile davon sind. Die zahlreichen Vortrags- und Gruppenbilder der Mayo-Clinic[35] zum Beispiel mögen gut fotografiert sein, das gewisse Etwas für eine Plattform wie Instagram haben sie nicht. Es reicht eben nicht, einfach ein paar nette Bilder hochzuladen oder hier eine Zweitverwertung von Facebook-Bildern zu betreiben. Instagram lebt von schönen Bildern, eigene Inhalte sollten dem »Look and Feel« der Plattform entsprechen, um bei den Nutzern punkten zu können. Hier fällt es wie auf kaum einem zweiten sozialen Netzwerk auf, wenn es schlecht bespielt wird. Krankenhäuser sollten sich einen Auftritt hier also gut überlegen.

---

34 www.instagram.com/porsche
35 www.instagram.com/mayoclinic

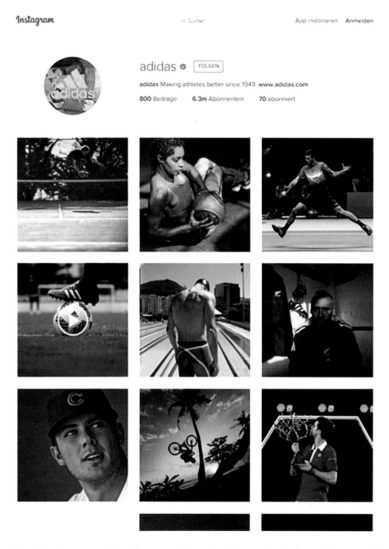

Abb. 28: Instagram-Kanal von »adidas« (»adidas«, the Badge of Sport and the 3-Stripes are registered trade marks of the adidas Group used with permission.) (https://www.instagram.com/adidas/)

2.4.6 Corporate Blogs

Was sind Corporate Blogs?

Ein Corporate Blog ist, wie der Name schon sagt, das Blog eines Unternehmens und wird sowohl zur internen als auch zur externen Kommunikation genutzt. Spannend ist hier der Einsatz eines Corporate Blogs als Themen-Blog, über das Unternehmen ihre inhaltliche Kompetenz ausspielen können. Das Blog kennzeichnet sich durch regelmäßige Text- und Bildbeiträge, die nicht nur chronologisch, sondern auch nach Themengebieten sortierbar sind.

Wer ist auf Corporate Blogs unterwegs?

Blogs gehören im Vergleich zu anderen sozialen Netzwerken eher zu den weniger genutzten Segmenten[36]. Dennoch gibt es im Netz hundert Millionen von Blogs zu allen denkbaren Themen, die Seite http://deutscheblogcharts.de/, auf der die Top 100 Blogs in Deutschland gelistet sind, zeigt, dass in der Spitze vor allem Unterhaltungs-Blogs gefragt sind. Andere Blogs, die ein eingegrenztes Thema fokussieren, sprechen in der Regel ein »special-interest«-Publikum an und sind für dieses von besonderem Interesse – und deshalb auch für Krankenhäuser mit ihrem medizinischen Knowhow ein lohnendes Spielfeld.

Was läuft auf Corporate Blogs? Was können Krankenhäuser machen?

Auf ihren eigenen Blogs können Unternehmen mit Kompetenz, aber vor allem auch mit Verständlichkeit und Alltagsnähe

---

36 http://de.statista.com/statistik/daten/studie/459312/umfrage/nutzung-¬ von-social-media-nach-segmenten-in-deutschland/; abgerufen am 23. 11.2015

punkten. Während Beiträge in den Streaming-Diensten wie Facebook nur eine kurze Lebensdauer haben und sich schnell versenden, wirkt ein Blog nachhaltiger und bei einer guten SEO-Pflege sind seine Inhalte auch länger auffindbar. Leser verweilen auf einem Blog-Eintrag länger als bei einem Facebook-Post – kostbare Zeit, in der man ihm etwas bieten muss. Eine simple Zweitverwertung verbietet sich also auch hier, für einen Blog muss eigener Content geschaffen werden! Der Content muss die reine Informations-Dimension verlassen und Dimension wie Wissen/Erlernen und Emotionen/Erleben bedienen.

Der große Elektrizitätskonzerns General Electrics[37] zum Beispiel nutzt sein Corporate Blog »GE Reports«, um seinen Kunden mit ganz praxisnahen Beispielen vor Augen zu führen, wo seine Erzeugnisse im Alltag zum Einsatz kommen. Und dabei geht es nicht nur um Maschinen, sondern auch um Menschen: Mitarbeiter berichten von ihren Projekten. Auch das Layout ist ansprechend: Teaser-Kacheln mit starken Fotos ziehen in die einzelnen Beiträge – und schaffen einen größeren Überblick als die übliche lange Listenansicht.

Ein schönes Beispiel aus der Gesundheitsbranche ist das Blog des Klinikbetreibers Vitos: Obwohl Psychosomatik und Psychiatrie schwierige Themen sind, findet Vitos einen ansprechenden Ansatz. Auf seinem Blog erklärt Vitos mit niedrigschwelligen Texten, was zum Beispiel Demenz ist oder wo Angehörige von Suchtkranken Hilfe finden. Optisch ansprechend aufbereitet mit guten Bildern und luftigen Texten gestaltet. Inhaltlich auffällig ist auch, dass die Ärzte, die schreiben, ihren Texten eine persönliche

---

37 http://www.gereports.com/like-google-maps-for-cancer-this-resear¬
cher-is-using-new-tricks-to-crack-the-secrets-of-disease/; abgerufen
am 26.11.2015

Note geben – das gibt dem Text Farbe und Nahbarkeit. Und genau das macht ein gutes Blog aus: Empathie schafft Vertrauen. Allgemeinen Werbesprech oder nüchterne Sachtexte will man hier nicht lesen.

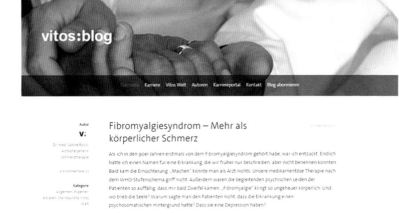

Abb. 29: Blog von Vitos (http://blog.vitos.de/)

Die Schweizer Privatklinikgruppe Hirslanden, die sehr Social-Media-aktiv ist, betreibt ebenfalls ein Corporate Blog. Die Hauptkategorien sind u. a. Medizin, Ernährung und Job und Karriere – Themenfelder, die viele Menschen interessieren. In den Beiträgen geben Ärzte zum Beispiel Hobbysportlern Tipps, worauf sie beim Training achten müssen, oder sie erklären in Interviews, wie Migräne entsteht und was man gegen Kopfschmerzen tun kann. Das ist sehr patientenfreundlich, der Leser hat direkten Nutzen davon. Über Schlagworte am Ende des Textes kommt man zu ähnlichen Themen und kann so weiter durch das Blog surfen.

Vorbildlich bei Hirslanden ist die Verzahnung der einzelnen Social-Media-Kanäle: In einem eigenem Fenster kann man im Blog den Twitter-Stream verfolgen und die anderen Social-Media-Kanäle von Hirslanden kann man mit einem Klick erreichen.

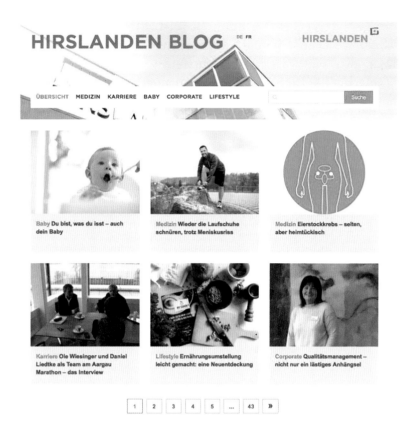

Abb. 30: Blog von Hirslanden (http://blog.hirslanden.ch/)

2.4.7 Instant Messaging

Was ist Instant Messaging?
Instant-Messaging-Dienste sind internetbasierte Kurznachrichtenanbieter, über die man Texte, Bilder und Videos an Einzelpersonen oder Gruppen auf deren Smartphones senden

kann. Die bekanntesten sind WhatsApp, Facebook-Messenger, Snapchat und WeChat. Ursprünglich waren diese Dienste nur für die Kommunikation zwischen Privatpersonen vorgesehen, inzwischen nutzen aber auch einige Unternehmen diese Kanäle, um in Kontakt mit ihren Kunden zu kommen.

Wer ist über Instant Messaging zu erreichen?

Instant-Messaging-Dienste sind auf nahezu jedem Smartphone im Einsatz, WhatsApp hat weltweit 800 Millionen Nutzer. Entsprechend breit sind die Zielgruppen hier vertreten. Die Reichweiten der einzelnen Dienste sind zwar nicht so hoch wie die sozialer Netzwerke à la Facebook, umso persönlicher aber können Kommunikatoren mit Kunden in Kontakt treten.

Was läuft über Instant Messaging und was können Krankenhäuser machen?

In erster Linie werden über Instant-Messaging-Dienste private Textnachrichten, Bilder und Videos geteilt. Viele mobile Webseiten bieten einen »Share-Button« an, so dass deren Inhalte ebenfalls per Direktnachricht weiterverbreitet werden können. Das ist die Schnittstelle, über die auch Unternehmen versuchen, ihre Inhalte in die Welt der Smartphone-Nutzer zu bringen. Das ist auch für Krankenhäuser die einfachste Variante, sich an Instant-Messaging zu beteiligen – so kann man einschlägige Seiten der Klinik-Homepage über die medizinischen Angebote zum Beispiel oder auch weitergehende Informationen zu bestimmten Therapien mit dem Share-Button versehen.

Neben der Implementierung der Share-Funktion können sich Unternehmen auch darum bemühen, dass Kunden sie abonnieren. Viele Medienhäuser nutzen das schon: Der Leser muss dann auf einer Webpage seine Handynummer eintragen und bewilligen, dass das Medienhaus ihm über WhatsApp zum Beispiel

Nachrichten senden darf. So erhält er in gewünschten Zeitabständen Eilmeldungen oder Nachrichtenüberblicke. Wenn es Krankenhäusern gelingt einen für Patienten spannenden Ansatz zu definieren, dann kann diese Art des Instant-Messaging sehr reizvoll sein. Wichtig zu wissen ist, dass diese Kommunikation nur gelingen kann, wenn bei den Patienten ein Bedürfnis nach bestimmten Informationen besteht bzw. geweckt werden kann, sprich, die »gemischte Tüte« an Pressemitteilungen aus der Klinik wird es sicher nicht sein. Diese unkategorisierten Informationen können gut auf Facebook durchlaufen, wo sie zusammen mit anderen Posts den Nachrichten-Stream der Nutzer befüllen und genau diese bunte Mischung erwartet der User beim durchscrollen. Doch je privater meine Kommunikation bzw. mein Kommunikationskanal wird, desto zielgenauer muss meine Ansprache sein, damit ich vom Nutzer angenommen werde.

Dass das auch Nicht-Medienhäuser können, zeigte zuletzt das Bistum Essen, das in diesem Bereich sehr kreativ unterwegs ist: Zu Ostern verschickte das Bistum an seine Abonnenten Fotos, Textpassagen und kurze Videos zur Ostergeschichte – in Echtzeit, über die Woche vor Ostern verteilt, wie die Bibel es überlieferte. Das Ur-Thema und damit vermeintlich angestaubte Inhalte der Kirche haben so eine enorme Resonanz erfahren.

●●○○○ Telekom.de   3G   **14:39**

❮ Chats   **Ostergeschichte**
zul. online Di. um 15:35

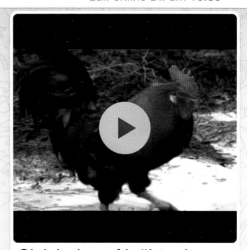

Gleich darauf krähte der
Hahn zum 2. Mal. Petrus
erinnerte sich, dass Jesus
sagte: Ehe der Hahn 2x
kräht, wirst du mich 3x
verleugnen.Petrus begann
zu weinen   06:32

Die Hohepriester und der
ganze Hohe Rat bemühten

       :

Abb. 31: WhatsApp-Nachricht des Bistums Essen zu Ostern

Losgelöst vom Unterhaltungsfaktor könnte die Abo-Funktion im Gesundheitsbereich mit Blick auf Dienstleistungen spannend sein, ganz speziell zum Beispiel für Reha-Patienten: Wann ist meine nächste Gruppensitzung? Wann mein nächstes Therapiegespräch? Über WhatsApp, Snapchat oder Facebook-Messenger würde der Patient kurz vorher informiert. Welche Freizeitmöglichkeiten gibt es heute um wieviel Uhr? Und was gibt es heute zu essen? Eine Kurznachricht von ihrer Klinik hielte die Patienten auf dem Laufenden. Selbstverständlich braucht es dafür auch eine entsprechende Software, die gekauft werden muss.

Eine weitere Möglichkeit der Instant-Messaging-Nutzung ist der Eins-zu-eins-Chat. Diese nutzen einige Unternehmen für ihren Kundenservice, Kunden können Fragen stellen und bekommen wie in einem persönlichen Beratungsgespräch Antworten. Grundsätzlich ein gutes Angebot, Krankenhäusern ist von dieser Version momentan allerdings abzuraten: So lange nicht gesichert ist, dass Patientendaten über diese Messenger-Dienste verschlüsselt übertragen werden, ist der Eins-zu-eins-Chat datenschutzrechtlich bedenklich (Eine der wenigen Ausnahmen ist zur Zeit der Messenger »Signal«).

Grundsätzlich hat das Thema Instant-Messaging Zukunft, Krankenhäuser sollten das im Blick halten. Ob am Ende WhatsApp, Facebook-Messenger, Snapchat oder WeChat das Rennen macht oder ein ganz neuer Dienst auftaucht, muss man einfach mitverfolgen – und ausprobieren.

2.5 Am Anfang steht die Strategie – Und am Ende zählt der Content

Das Social Web bietet also zahlreiche Social-Media-Kanäle, die man kaum alle vernünftig bedienen kann und die sich obendrein immer weiterentwickeln: Einige Plattformen werden immer größer, andere verlieren an Followern, andere entstehen neu. Der Schwarm der User bleibt in Bewegung, was aber als nächstes en vogue ist, ist unberechenbar. Deswegen ist es vor der Wahl der Kanäle entscheidend, eine Social-Media-Strategie zu haben und eigenen Content zu produzieren. Denn nur wenn man weiß, was man will und was man zu sagen hat, kann man gut mit dem Wandel des Webs gehen und sich neuen Kanälen anpassen, ohne seine Linie zu verlieren.

Am Anfang steht also die Strategie. Das beinhaltet, dass die Klinikleitung mit ihrem Marketing strategische Ziele definiert: Was möchten wir mit unserer Kommunikation erreichen? Wen wollen wir ansprechen? Und mit welchen Inhalten können wir das erreichen? Das ist klassische Marken-Arbeit, die im besten Fall schon in anderen Zusammenhängen ge-schehen ist. Wenn man dann zum Beispiel besondere Krank-heiten und Behandlungen fokussieren möchte, kann man zunächst einmal die Kommunikation zu diesen Themen im Social Web evaluieren:

- Auf welcher Plattform wird besonders viel darüber gespro-chen?[38]

---

38 Der Social-Web-Krankheitsreport von brandwatch hat genau diese Auswertung für Facebook, Twitter, Foren und Newsseiten vorgenom-men.

* Welche Fragen haben die User zu diesen Themen?
* Was bewegt sie?
* Wie kann ich mich in diese Kommunikation einbringen?

In einem zweiten Schritt kann man dann sein Social-Media-Konzept darauf abstimmen und festlegen, auf welchen Kanälen die Strategie am besten gefahren werden kann.[39]

Mit der guten Motivation Social-Media zu betreiben, sollten Krankenhäuser also nicht dem simplen Reflex verfallen, nur eine Facebook-Seite einzurichten, diese mit beliebigen Inhalten zu befüllen und zu denken: »Wir sind Web 2.0.« Im Gegenteil, die Wahl der Social-Media-Kanäle will gut überlegt und Teil einer übergreifenden crossmedialen Strategie sein. Es geht nicht darum, auf möglichst vielen Kanälen unterwegs zu sein. Stattdessen sollte man Grenzen ziehen, sich bewusst für einige wenige entscheiden – und diese pflegen. Schließlich ist Social-Media ein Zeit- und Ressourcenfresser: Die Kanäle wollen regelmäßig bedient werden mit relevanten und attraktiven Inhalten, und die darauf erfolgenden Reaktionen müssen auch bearbeitet werden, Stichwort Dialog-Netzwerk-Modell statt Sender-Empfänger-Modell.

Wenn man sich für ein Grundrepertoire an Social-Media-Plattformen entschieden hat, kann es hilfreich sein, Leitplanken festzulegen:
* Wie oft wollen wir etwas posten?
* Wer ist dafür verantwortlich?

---

39 Der Branchenverband der digitalen Wirtschaft Bitkom hat in dritter Auflage einen Praxisratgeber für den Auftritt in sozialen Netzwerken erstellt. Er beinhaltet eine hilfreiche Checkliste für den Social-Media-Einsatz (s. Anhang).

* Wer beschafft die Inhalte?
* Welche Tonalität bevorzugen wir?

Je mehr Mitarbeiter am Social-Media-Prozess beteilig sind, umso wichtiger sind verlässliche Vorgaben, damit man eine stringente externe Kommunikation betreibt. Und die Frage nach Synergieeffekten muss gestellt werden:

* Welche Inhalte können wir – in Abwandlungen – mehrfach nutzen?

Dafür kann man sich, vom Thema ausgehend, Redaktionspläne machen, wie in Tabelle 1 beispielhaft gezeigt.

Tab. 1: Beispiel Redaktionsplan

Thema	Webseite	Twitter	Facebook	Blog
Einweihung neuer Hybrid-OP	Bericht mit Foto	Kurznachricht mit Link auf den Bericht der Webseite	Foto-Galerie, kurzer Teaser-text mit Link auf den Bericht der Webseite	»Mein Arbeitstag im Hybrid-OP« – ein Neurochirug berichtet + Hintergrund-Infos zu Krankheiten der Blutgefäße
Neuer Service für Patienten: Online-Kiosk über das Krankenhaus-W-LAN	Längerer Bericht mit Foto	Kurznachricht mit Link auf den Bericht der Webseite	Foto, kurzer Teasertext mit Link auf die Webseite	Fotos und Reportage mit Patienten oder persönlicher Bericht aus der Sicht eines Patienten, wie er den neuen Service wahrnimmt
Beginn der Pollenflugzeit	--- (Thema muss hier nicht gespielt werden)	Kurznachricht mit Link auf den Blog	Foto von einem sich schnäuzenden Patienten, Link auf den Blog + evtl. verbunden mit der Frage an die User: »Habt ihr auch Probleme mit dem Pollenflug und was hilft euch dabei?« (Reaktionen moderieren)	Service-Interview mit einem Arzt der Klinik, Dr. XY gibt Tipps, was Allergikern helfen kann
Tag des Glücks (20. März)	---	---	Foto-Galerie von Patienten und ihren Glücksbringern + Frage an User:»Was sind eure Glücksbringer?«	Interview mit Psychologen/Therapeuten: »Was macht glücklich?«

Der Duktus und die Aufbereitung des Inhalts müssen grundsätzlich kanalspezifisch geschehen, denn die Ansprache an die Nutzer ist jeweils eine andere.[40]

Man sollte sich solchen Redaktionsplänen aber nicht zu sehr unterwerfen, denn am Ende zählt nicht die Wahl des richtigen Kanals, sondern die des Inhalts. Streng genommen muss man vom Content her denken:

* Was hab ich zu erzählen?
* Wie erzähle ich es am besten?
* Und wo erzähle ich es?

Guter Content erreicht schon seine Leser, denn er wird zigfach geteilt. Neben der reinen Informationsdimension müssen die Content-Ersteller wenn möglich auch die emotionale Dimension ihrer Geschichte erfassen und herausschälen – zum Thema Storytelling gibt es eigene Bücher.

Doch die Storywelt der Social-Media-Plattformen kann Krankenhäuser schnell an ihre Grenzen bringen: Das Prinzip »Je distanzloser, je blutiger, je lustiger, desto mehr Klicks und Reichweite« dürfen Krankenhäuser aus ihrer ethischen Verantwortung heraus nicht bedienen; genau an diesen Punkten müssen sie beweisen, dass sie verlässlich und seriös sind. Ein simpler Trick im Alltag des Veröffentlichen ist es, sich vor jedem Post auf Facebook oder jedem Forum-Eintrag zu überlegen:

---

40 Viele Agenturen bieten Krankenhäusern das Management ihrer Social-Media-Kanäle an. Grundsätzlich sollte man bei der Wahl der Agentur immer darauf achten, ob diese bereits Erfahrungen mit anderen Unternehmen aus der Gesundheitsbranche gemacht hat oder ob diese versucht, ihr gängiges Konzept 1:1 auf die Welt des Krankenhauses anzuwenden.

Würde ich das Gleiche in eine gedruckte Publikation schreiben? Wie schnell ist online etwas geschrieben und abgesendet, und wie oft kontrolliert man im Gegenzug zum Beispiel den Text für eine Infobroschüre, die gedruckt werden soll? Die Wertigkeit der Texte aber ist die Gleiche, wenn nicht sogar das Online-Wort schwerer wiegt, weil es »ewig« im Netz stehen bleibt.

Bei allem Social-Media-Hype um hohe Klickzahlen von oberflächlichen Inhalten und der Unsicherheit, was mit den eigenen Botschaften im Netz so passiert, eines kommt Krankenhäusern zu Gute: Das Internet hat ein Relevanzproblem. Denn wo es nur um Resonanz geht, um Kätzchen und Klamauk, da bleibt Differenziertheit auf der Strecke. Und in diese Lücke können Krankenhäuser stoßen. Denn der Bedarf an verlässlichen Informationen ist da, und er wird sich absehbar verstärken.

3 Krankenhaus im Web – Belastungsprobe im Krankenhausalltag

3.1 Alles eine Frage des Budgets? – Warum Geschäftsführer Geld ausgeben müssen und wie Kommunikatoren auch mit weniger auskommen können

Marketing und Content-Strategien sind auch Chefsache. Schließlich geht es um die Kern-Botschaft des Unternehmens und dessen Außendarstellung. Von diesem Verständnis ausgehend muss die Entwicklung der Strategie interdisziplinär geschehen. Das bedeutet viel Aufwand, Zeit und Energie und wird in der Regel von

Geschäftsführern noch nicht für so wichtig erachtet, nicht zuletzt weil gutes Marketing einfach viel Geld kostet.

Doch diese Fragen müssen sie sich stellen:

* Welche Wege, Infos zu verbreiten, habe ich heute noch?
* Sind Zeitungsanzeigen zum Beispiel noch so effektiv wie vor zehn, zwanzig Jahren, als die Absatzzahlen der Zeitungen noch ganz andere waren?
* Wo bildet sich die öffentliche Wahrnehmung meines Krankenhauses?
* Will ich mich nur auf Mund-zu-Mund-Propaganda verlassen?

Nein, die öffentliche Wahrnehmung – die immer mehr auf den Social-Media-Kanälen geprägt wird – will möglichst geführt sein.[41] Und um steuern zu können, muss man Geld für ein Marketing-Budget in die Hand nehmen.

Um Chefs in der Praxis zu überzeugen, muss man nicht nur ein stimmiges Gesamtkonzept der Web 2.0-Maßnahmen präsentieren, sondern kann auch mal anhand einiger Beispiele zeigen, wie imageschädigend lieblose Inhalte sein können. Versetzen Sie sich mal in die Lage eines Patienten, der zum Beispiel einen operativen Eingriff am Knie vor sich hat und sich darum sorgt, dass alles gut geht. Er hofft, dass er durch die Wahl des richtigen Krankenhauses sein Geschick etwas lenken kann, und informiert sich im Netz. Nun kommt er auf die Webseite Ihrer Klinik. Wie wird er dort »empfangen«? Welche Bilder sprechen ihn an? Findet er zügig und ohne Verwirrung die Informationen, die er benötigt? Überfordern ihn die Inhalte oder hat er das Gefühl, an die Hand genommen und

---

41 Auch für Recruiting und Employer Branding kann man Social-Media-Plattformen übrigens hervorragend nutzen – die Vorteile liegen in Zeiten von Fachkräftemangel noch offensichtlicher auf der Hand.

auf Augenhöhe geführt zu werden? Die Fragen deuten es schon an, hier geht es nicht nur um die richtigen Fakten, sondern viel um Empathie. Und auch wenn das schwer in Zahlen ausdrückbar und schwer messbar ist, so hat auch die richtige Tonalität einer Webseite oder eines Social-Media-Auftritts eine Qualitäts-Dimension und verlangt nach Expertise.

Ebenso wichtig ist Stringenz in der Außendarstellung: Je einheitlicher, regelmäßiger und einfacher die Kommunikation eines Krankenhauses ist, desto prägnanter wird sie wahrgenommen (vgl. Lüthy und Buchmann 2009, S. 208). Man kann also nicht auf der einen Seite Wert legen auf Hochglanz-Broschüren und auf der anderen Seite die Homepage zusammenschustern lassen; und genauso wenig kann man alles in den Webauftritt buttern und dann die Social-Media-Kanäle links liegen lassen. Die Zielgruppen sind nicht eindimensional unterwegs, sie werden solche Qualitätssprünge wahrnehmen. Wer aber Wert auf eine – im wahrsten Sinne des Wortes – gepflegte Präsenz auf all seinen Kanälen legt, sprich, dafür Geld in die Hand nimmt, der zeigt: Du, lieber Patient, lieber Einweiser, lieber Angehöriger, bist mir nicht egal. Denn die Außendarstellung ist letztlich nichts als der erste Kontakt. Und sie ist überdies als Corporate Communications Teil der Corporate Identity, die die Basis der Krankenhausmarke darstellt.

Die Hüter der Corporate Communications ist die Unternehmenskommunikation, die – der gleichen Stringenz folgend – als Stabsstelle direkt an die Chefetage angebunden sein muss und die je nach Größe eines Hauses mehrere Stelleninhaber auskleiden sollten. Sachbearbeiter, Qualitätsbeauftragte oder Pflegedienstleitungen, die »das bisschen Marketing und Pressearbeit« mal eben mitmachen sollen, sind jedenfalls zwangsläufig unverschuldet überfordert mit der Aufgabe. Was Kommunikatoren können, können nur Kommunikatoren« (Hoffmann 2012, S. 668–671). Genauso verhält es sich mit dem professionellen

Umgang mit Social Media: Was Social-Media-Kenner können, können auch nur diese. Die Unternehmenskommunikatoren bzw. Marketingverantwortlichen müssen also einiges für die adäquate Erfüllung ihrer Aufgaben einfordern können. Denn genauso selbstverständlich wie der Leitsatz »Qualität kostet Geld« ist, ist es auch die Formel: »Je professioneller, desto teurer«. Wer sich Angebote verschiedener Agenturen anschaut, wird das in der Regel bestätigen können. (Was aber im Umkehrschluss noch lange nicht heißt »Je teurer, desto professioneller«!) Richtig pitchen, ist also wichtig. Und wenn dann das Budget doch eng ist – was es leider oft sein wird –, ist das kein Grund, zu verzweifeln. Gutes Marketing ist dann immer noch möglich, wenn Kommunikatoren konsequent sind: Priorisieren und sich auf so wenige Social-Media-Aktivitäten wie möglich beschränken, sodass man sie auf Basis des Budgets und im Sinne der Plattform noch gut ausführen kann. Denn eine stringente, verlässliche Kommunikation erfordert ein klares Bekenntnis zu ihren Kanälen. Alles andere lässt man bleiben, ein dahin gesagtes »das bisschen Facebook machen Sie doch nebenher« gilt nicht, denn es wäre imageschädigend.

3.2 Für die Ausführenden: Presseabteilung, Marketingverantwortliche oder Einzelkämpfer – Wo fange ich mit Web 2.0-Aktivitäten an und wo höre ich besser auf?

Wer kann sich kümmern? Mit dieser Frage steht und fällt das Social-Media-Konzept. Verfügt ein Krankenhaus über eine größere Marketing-/Kommunikationsabteilung, dann kann die Verantwortlichkeit verteilt werden: Im Luxusfall wird ein Social-Media-Team gebildet, im Regelfall ist ein Mitarbeiter für Social Media zuständig. Ideal wäre es aber, mindestens zwei Mitarbeiter in die Social-Media-Welt einzuarbeiten, damit sie sich gegenseitig vertreten können und die Web 2.0.-Aktivitäten nicht durch Urlaub oder Krankheit unterbrochen werden.

Ist aber nur eine Person für Marketing und Kommunikation im Ganzen zuständig – was in vielen Krankenhäusern immer noch der Fall ist –, wird die Sache kniffliger. Dann ist klar: Mehr als ein bis zwei Social-Media-Plattformen können gar nicht ansprechend bespielt werden – und ohne die Unterstützung von Mitarbeitern aus anderen Abteilungen schon gar nicht. Die Einzelkämpfer unter den Kommunikatoren müssen sich also ein Netz in ihrem Krankenhaus aufbauen: Die Pflegedirektorin, der Qualitätsbeauftragte, die Einweisermanagerin und der Oberarzt der Neurochirurgie könnten beispielsweise »Social-Media-Botschafter« sein, sprich sie versorgen den Kommunikator regelmäßig mit Themen, die ihnen in ihrem Arbeitsalltag über den Weg laufen. Dafür muss man sie natürlich briefen, damit sie überhaupt ein Verständnis und Gespür für Themen entwickeln können. Das ist mühsam, denn in der Regel können Nicht-Kommunikatoren nicht journalistisch schreiben und fotografieren, schließlich ist dies nicht ihr Beruf. Und auch beim guten Willen, Geschichten weiterzugeben, wird es oft beim Willen bleiben, die Umsetzung versandet im Alltagsstress. Hier muss also der Kommunikator meist nachhelfen und regelmäßig erinnern. Das ist anstrengend, aber so bekommt er einen breiteren Input als wenn er alleine losziehen würde. Des Weiteren müssen alle Social-Media-Beteiligten auch im Umgang mit diesen Kanälen geschult werden:

- Was macht den Kanal aus?
- Wie tickt er?
- Was erwarten seine User?

Eine praktische Hilfe dazu ist die Erstellung von Social-Media-Leitfäden, wie sie beispielsweise die Privatklinik Hirslanden in der Schweiz auch online zum Abruf stehen hat.[42]

Eine weitere Überlegung ist – soweit das Budget es hergibt – die Zuhilfenahme von Externen, seien es Agenturen (Hoffmann 2016, S. 22 ff.) oder freie Journalisten. Manche Agenturen bieten nicht nur den technischen Support für Social-Media-Kanäle an, sondern machen auch für Krankenhäuser die komplette Social-Media-Arbeit inklusive Content-Generierung, d. h. sie besorgen auch die Inhalte für den nächsten Facebook-Post oder Tweet. Das muss dann selbstverständlich eng abgestimmt sein – und hat seinen finanziellen Preis. Dafür bekommt man aber auch eine hohe Expertise im Bereich Social Media, Agenturen sind in der Regel immer up to date und beobachten die schnellen Entwicklungen des Social Webs, sodass sie auf Veränderungen reagieren können.

Preiswerter hingegen ist sicher das Engagement eines freien Journalisten, den man ganz gezielt für einzelne Projekte oder im Speziellen für einzelne Texte einsetzen kann. Im besten Fall kann man dann auch noch von dessen Kontakten in die Medienlandschaft profitieren, so dass es leichter ist, ein Thema auch dort zu platzieren.

Aber auch eine »Outsourcing«-Lösung nimmt den Kommunikatoren im Krankenhaus nicht die entscheidende Arbeit ab: Das Monitoring der Social-Media-Kanäle. Was tut sich wo? Was wird geteilt und wie wird kommentiert? Die Reaktion auf Rückmeldungen aus dem Web 2.0 muss an zentraler Stelle vom Krankenhaus selbst geschehen. Schließlich hat der Kom-

---

42 https://www.hirslanden.ch/global/de/startseite/ueber_uns/social_me¬dia.html; abgerufen am 4.12.2015.

munikator die besten Drähte in alle Fachabteilungen und weiß, mit welcher Stimme »sein« Krankenhaus spricht.

Ausgehend von den personellen Ressourcen muss also das Social-Media-Konzept festgezurrt werden (wie in Kap 2.5 beschrieben). Das kann auch gut in Pilotprojekten geschehen: Bevor man seine Social-Web-Präsenz groß bewirbt, guckt man erst einmal, wie gut sich die Verantwortlichen tatsächlich kümmern und was so an Reaktionen zurückkommt. Im schlechtesten Fall muss man dann auch konsequent sein und einen Gang zurückschalten, sprich, auf den nicht laufenden Social-Media-Kanal verzichten.

Einzelkämpfer sollten besonders darauf achten, inhaltliche Synergieeffekte zu nutzen und ein Thema in verschiedenen Varianten zu verwerten. Und auch wenn eine regelmäßige und zeitnahe Präsenz auf Social-Media-Plattformen Usus ist – Krankenhäuser müssen das nicht rund um die Uhr tun. Das ist nicht ihre Kernkompetenz, schließlich sind sie kein Nachrichtenkanal, von dem das so erwartet wird. Wer täglich reagiert, ist schon gut dabei.

Am Ende ist das Marketing-Controlling noch wichtig: Was bringen die Web 2.0-Aktivitäten? Social-Media-Plattformen wie Facebook bieten wöchentliche Reports über Reichweite der Posts, Follower-Zahlen und Interaktionen. Über Tools wie Google Analytics lassen sich die Zugriffszahlen der Homepage beispielsweise auswerten – das ist ein Muss, so kann man nicht nur das Interesse für bestimmte Themen identifizieren, sondern auch die Bewegungen der User auf der Seite nachvollziehen und dementsprechend seine Seite anpassen.

Interview mit Michael Schiffbänker
Leiter der Stabsstelle Unternehmenskommunikation der Niels-Stensen-Kliniken GmbH[43]

Wie viele Mitarbeiter stehen Ihnen für Web 2.0-Aktivitäten zur Verfügung?
Zunächst einmal bin ich alleinverantwortlich für alle Online-Aktivitäten, allerdings unterstützen mich Ärzte, Pflegende, Qualitätsmanager und Verwaltungsmitarbeiter. Diese fungieren als Redakteure in den einzelnen Abteilungen der Krankenhäuser unseres Verbundes. Sie sorgen für Input und Content. Ein Ansprechpartner in jedem Haus bündelt die Aktivitäten und ist das Bindeglied zwischen Redakteuren und Unternehmenskommunikation. Parallel dazu unterstützt ein Freelancer unsere Medienarbeit und sorgt für Content. Außerdem kümmern sich zwei Agenturen im Hintergrund um die technische und grafische Umsetzung.

Wie klappt das mit so vielen Leuten?
Grundsätzlich sehr gut, aber es ist natürlich nicht einfach. Denn je mehr Leute mitwirken, desto schwieriger ist es zum Beispiel, zeitnah eine Abstimmung hinzubekommen. Hinzu kommt, dass die Kolleginnen und Kollegen ihre »Redakteurstätigkeit« nicht hauptberuflich ausüben, sondern neben der

---

43 Die Niels-Stensen-Kliniken GmbH ist Trägerin von fünf somatischen Krankenhäusern, einer Fachklinik für Psychiatrie, Psychosomatik und innere Medizin sowie einer Fachklinik für psychische und psychosomatische Erkrankungen, zwei Altenpflegeheimen, einer Bildungseinrichtung für Berufe im Gesundheitswesen sowie einer Dienstleistungsgesellschaft im Raum Osnabrück.

eigentlichen Arbeit – und damit sind sie in der Regel bereits ausgelastet. Die Kollegen sind zwar alle Enthusiasten und wollen gerne bei Social Media & Co mitmachen, stoßen aber gelegentlich an ihre Grenzen, da ihnen die Zeit und gelegentlich das Knowhow fehlt.

Hat man dann überhaupt eine Chance, neben der Webseite auch noch Social Media zu bedienen?
Es ist sehr eingeschränkt möglich. Wir sind deshalb nur auf Facebook richtig aktiv. Wir verfügen zwar auch über einen YouTube-Kanal, Kommunikation läuft darüber aber nur reduziert. Auf Facebook kümmere ich mich um den Content. Zudem posten die Kollegen vom Personalmanagement gelegentlich eine Stellenanzeige.

Wie sind Ihre Erfahrungen mit Facebook?
Meist verweisen wir per Link auf weiterführende Inhalte; oft sind das Artikel über unsere Häuser aus den regionalen Medien. Dialogische Kommunikation läuft über den Kanal weniger, weil unsere Follower ihn kaum nutzen und wir Debatten nicht aktiv befeuern. Für Letzteres fehlen uns schlicht die Ressourcen. Stellt uns jemand via Facebook eine Frage, antworten wir. Aber da ich als Solist unterwegs bin, kann ich eine umgehende fachlich fundierte Antwort nicht immer gewährleisten.

Für weitere Kanäle fehlen uns die Ressourcen.

Welche Kanäle fänden Sie denn trotzdem für Ihr Krankenhaus sinnvoll?
Twitter; und zwar um Stellenanzeigen zu schalten. Das wäre mit relativ wenig Aufwand zu bewerkstelligen und könnte

doch sinnvoll sein. Und wenn wir permanent einen richtig guten Fotografen zur Hand hätten, wäre auch Instagram reizvoll, da wir über Bilder viel Image transportieren könnten. Via Xing könnten wir unser Employer-Branding ausbauen. Das Netz eröffnet uns unglaublich viele Möglichkeiten, unsere Anliegen darzulegen und in den Dialog zu treten. Sinnvoll ist letztlich alles, was den konstruktiven Austausch fördert.

Wie generieren Sie Content? Haben Sie einen Redaktionsplan?
Einen strengen, täglich getakteten Redaktionsplan könnte ich als Einzelkämpfer gar nicht einhalten. Außerdem ist diese Häufigkeit in unserem Fall nicht zielführend. Maßgabe ist für mich, einmal pro Woche etwas zu posten. Manchmal poste ich aber auch zwei- bis dreimal pro Woche, je nach Thema, das gerade virulent ist und unseren Usern einen Nutzen bringen könnte. Content generieren wir vor allem bei unserer regulären Medienarbeit; da fällt vieles ab, was wir für Social Media nutzen können.

Welchen Tipp würden Sie anderen »Einzelkämpfern« geben?
Do it smart and simple: Es ist gut, wenn man reduziert. Man sollte sich Gedanken darüber machen, was man im Social Web erreichen will und was im Alltag wirklich machbar ist. Denn auch wenn es immer mehr Möglichkeiten gibt und alles schneller wird, so muss man eine gewisse Gelassenheit entwickeln. Am Ende muss man den Leuten gerecht werden, und das kann man nur, wenn man sich die Zeit nehmen kann, sich mit ihnen auseinanderzusetzen. Das geht nicht, wenn man auf allen Plattformen vertreten ist, ohne die Manpower dafür vorzuhalten. Das ist, meines Erachtens, das Schlimmste, was man machen kann: Den Leuten das Gefühl zu geben, »Ihr

könnt mit euren Problemen zu uns kommen, aber es ist uns egal.« Denn natürlich ist es das nicht, aber es wirkt nach außen so. Dinge zu machen, nur um sie zu haben, und sie nicht gut zu machen, ist immer kontraproduktiv.

3.3 Wie man ins Web hineinruft ... Welche Botschaften zurückkommen können

Es kommt immer etwas zurück. Wer im Web 2.0 kommuniziert, muss mit Reaktionen rechnen, jedweder Art. Auf Plattformen, auf denen eine Klinik einen festen Account hat und aktiv ist, bekommt sie Kommentare leicht mit. Was über andere Plattformen gefunkt wird, lässt sich mittels Google Alerts oder professioneller Monitoring-Dienste von Agenturen beobachten und sammeln. Hier bieten Agenturen sogar Tonalitäts- bzw. Sentiment-Analysen an, die darüber Auskunft geben, ob die Kommentare bzw. Diskussionen über ein Krankenhaus positiv oder negativ waren.

Das kann man zunächst zur Kenntnis nehmen – und sollte in der Folge aber damit weiter umgehen, statt die Reaktionen versanden zu lassen. Grundsätzlich gilt also: Dialog fortsetzen! Man sollte immer auf Kommentare reagieren, primär auf den eigenen Plattformen, aber auch auf hochfrequentierten Bewertungsportalen wie www.klinikbewertungen.de. Es kommt oft genug vor, dass Leute ein Lob veröffentlichen oder etwas Positives sagen wollen, Menschen, die sich für eine erfolgreiche Behandlung oder eine schöne Aktion eines Krankenhauses bedanken wollen und dies online tun. Darauf zu antworten, ist nicht nur höflich, sondern quasi Gesetz von Social Media; außerdem ist es imagefördernd.

Schwieriger ist es naturgemäß mit negativen Kommentaren, die niemand gerne hat. Aber das sollte man zunächst gelassen sehen: Nur wenn Kritik artikuliert wird, kann man auch passend auf sie reagieren; womöglich weist die Kritik auf einen Missstand hin, den man so gar nicht mitbekommen hätte. Man kann also davon profitieren. Und am Ende gilt es zu relativieren: Wenn sich jemand über etwas beschweren will, sitzt er schneller am Computer bzw. vor dem Briefblock, als wenn er mit seiner Behandlung zufrieden war. Also ist nicht alles schlecht, selbst wenn negative Bewertungen überwiegen. Und unter den Negativ-Kommentatoren gibt es sicher immer noch einen Anteil von Querulanten, die sich stetig über alles und jeden beklagen. Das schützt zwar nicht davor, sich auch mit diesen auseinanderzusetzen, aber es rückt die Kritik ein wenig zurecht.

Wichtig ist also, dass man so schnell wie möglich auf Kritik reagiert, sich entschuldigt und den Kontakt zum Beschwerdeträger außerhalb der Plattform sucht. Damit zeigt man nach außen, dass man die Kommentatoren und ihre Kritik ernst nimmt und um Besserung bemüht ist. Mit der Bitte, den Sachverhalt nochmals in einer E-Mail an das Krankenhaus oder in einem Telefonat zu schildern, holt man das Thema aus der Öffentlichkeit und verhindert so im besten Fall eine negative Diskussion, die sich endlos weiterdreht. Diese Taktik hat aber auch datenschutzrechtliche Gründe: Oftmals geht es um Patientenfälle, die sensibel zu behandeln sind und schon rein juristisch gar nicht auf einer öffentlichen Plattform wie Facebook offenbart werden dürfen. Ausweichende Antworten von Seiten des Krankenhauses kann man auch damit offen begründen.

Sobald man als Unternehmenskommunikation auf Kritik reagiert hat, muss diese auch intern weitergegeben werden:

* Welche Abteilung ist betroffen?
* Was ist an den Vorwürfen dran?
* Und welche Konsequenzen können gezogen werden?

Eine enge Zusammenarbeit mit dem Qualitätsmanagement liegt hier nahe. Und zu guter Letzt muss selbstverständlich der Patient eine adäquate Antwort erhalten.

Diese Vorgehensweise garantiert aber nicht, dass auf der Social-Media-Plattform keine Diskussion entbrennt. Dieser muss man sich dann stellen. Allzu oft werden Krisen ausgesessen und totgeschwiegen, das suggeriert den Online-Usern, dass ein Unternehmen nichts unternimmt und sich stur stellt. Sich dagegen mit Ehrlichkeit, Offenheit, gesunder Selbstkritik und Gelassenheit einzuschalten, hilft dabei, eine Negativ-Diskussion zu durchbrechen und den einen oder anderen Sympathiepunkt zu sammeln.

Auf der anderen Seite muss man sich auch nicht jede Kritik gefallen lassen. Beleidigt jemand andere Diskussionsteilnehmer oder das Krankenhaus und deren Mitarbeiter, sollte man auf die Netiquette verweisen. Bei Bewertungsportalen wie klinikbewertungen.de kann man auch den Portalbetreiber in die Pflicht nehmen: Namensnennungen sind dort in der Regel nicht erlaubt, er muss sie dann entfernen, genauso wie unberechtigte Kritik.

Im schlechtesten Fall kann man Opfer eines regelrechten Shitstorms werden, sprich man wird mit hunderten negativen Kommentaren bombardiert, tagelang. Die Vorgehensweise ist dann im Prinzip erstmal die gleiche: Sofort reagieren (innerhalb weniger Stunden), sich entschuldigen, Fehler zugeben, sich distanzieren und aus dem Vorfall – transparent – Konsequenzen ziehen. Doch für das Navigieren durch einen solchen Shitstorm sollte man durchaus personelle Ressourcen freischaufeln, das kann kein Social-Media-Redakteur alleine bewältigen. Wichtig

117

dabei ist auch die Art und Weise der Kommunikation: Man sollte sich der Sprache des Mediums anpassen und nicht etwa auf Facebook eine seitenlange Stellungnahme in gestelzter Beamtensprache abgeben. Auch sollte man nicht auf allen Kanälen den gleichen Wortlaut abgeben; leichte Variationen zeigen, dass sich das Unternehmen Gedanken macht und versucht, persönlich zu reagieren. Negative Kommentare sollte man nie zensieren (was ja bei Facebook möglich ist) und auch keine Shitstorms gegen andere provozieren.

Ein schönes Beispiel, in dem ein Shitstorm sich erfolgreich gewendet hat, ist der der Restaurantkette Vapiano: Ein Restaurantbesucher hatte auf die Vapiano-Facebook-Seite ein Video seines Essens gepostet; darauf zu sehen: Ein Salat mit einer sich bewegenden grünen Raupe. Innerhalb von 24 Stunden verbreitete sich das Video auf Facebook und wurde mehr als 14 000 Mal geteilt. Eigentlich der GAU für eine Restaurantkette. Doch die PR-Abteilung reagierte souverän: Statt das Video zu löschen und stillzuhalten, postete sie prompt eine Antwort[44]:

»Liebe Vapiano Fans,

heute hat ein Fan bei uns ein Smartphone-Video gepostet. In den Hauptrollen: Ein Salat und eine Raupe. Man könnte dies als Beleg für die Frische unserer Salate sehen. Wir nehmen dies aber im Gegenteil sehr, sehr ernst. So etwas darf bei uns nicht passieren! Wir haben einen sehr hohen Qualitätsanspruch und darum wollen wir diesen Vorfall klären. Derzeit versuchen wir, mit dem Gast in Kontakt zu kommen, um zu klären, wo genau

---

44 https://www.facebook.com/Vapiano/posts/710439272311547; abgerufen am 10.12.2015

und zu welcher Zeit das Video aufgenommen wurde. Und natürlich, um uns zu entschuldigen! Alle unsere Systeme zielen darauf ab, dass unsere Speisen nicht nur frisch und lecker, sondern auch absolut tadellos sind.

Liebe Grüße,
Euer Vapiano Team«

Die Mischung aus Humor, Selbstkritik, Entschuldigung und proaktiven Vorgehen hatte zur Folge, dass der drohende Shitstorm zu einem Social-Media-Hit Pro-Raupe wurde. Viele User relativierten die Raupe im Essen und zeigten Verständnis. Ähnliches ist bei einem Hygiene-Skandal in einer Klinik schwer vorstellbar, aber es zeigt zumindest, dass ehrliches Vorgehen honoriert wird.

Um den eigenen Social-Media-Verantwortlichen die entsprechenden Werkzeuge an die Hand zu geben, lohnt die Erstellung eines Social-Media-Leitfadens. Darin enthalten sind dann nicht Vorgaben zur corporate communication, sondern auch zum corporate behaviour; über welches die Unternehmensidentität eines Krankenhauses durch das Verhalten der Mitarbeiter nach außen kommuniziert und geprägt wird (Lüthy und Bachmann 2009, S. 208). Denn wie sich Ärzte, Pfleger oder Krankenhausmanager im realen Leben benehmen, wirkt genauso auf das Image der Klinik, wie ihr Verhalten im Netz. Nun könnte man meinen, solange die Mitarbeiter nur privat auf Facebook & Co unterwegs sind, ist alles in Ordnung. Doch das trügt. Denn die Grenzen zwischen Beruflichem und Privatem sind gerade in Social Media fließend. Sobald man in seinem privaten Facebook-Account zum Beispiel nur seine Tätigkeit angibt (arbeitet hier …), ist die Grenze zum Beruflichen überschritten und der Mitarbeiter hat Einfluss auf die Imagebildung seines Arbeitgebers.

119

Dass mit dieser Problematik umgegangen werden muss, hat zum Beispiel die schweizerische Klinikgruppe Hirslanden erkannt. Sie besitzt einen Social-Media-Leitfaden, der seine Mitarbeiter in die Pflicht nimmt. Darin steht klar:»Sie als Mitarbeitende prägen die Wahrnehmung von Hirslanden in der Öffentlichkeit maßgeblich mit und gehören für uns zu den wichtigsten Markenbotschaftern.«[45] In der Konsequenz hält die Klinikgruppe ihre Mitarbeiter mittels Leitfaden dazu an, sich in den sozialen Medien stets korrekt zu verhalten, auch als Privatperson würden sie mit Hirslanden in Verbindung gebracht und sollten deshalb stets »höflich, respektvoll und bescheiden« kommunizieren. Die Mitarbeiter sollen nicht im Namen der Klinikgruppe sprechen, sondern sich in solchen Fällen immer an die Unternehmenskommunikation respektive den Projektleiter Social Media wenden. Die private Nutzung von Social Media am Arbeitsplatz soll bei Hirslanden die Ausnahme bleiben, und Internes soll vertraulich behandelt werden – so dürfen zum Beispiel keine Patienten fotografiert oder gefilmt und die Aufnahmen anschließend verbreitet werden.

Über die Vorschriften zum privaten Umgangston in den sozialen Medien kann man diskutieren, inwieweit das die persönliche Freiheit der Mitarbeiter einschränkt. Über letzteren Punkt aber, der Postings vom Arbeitsplatz betrifft, sollte sich jede Klinik Gedanken machen und dazu Regeln aufstellen. Oft genug kommt es vor, dass Ärzte aus dem OP ein Bild twittern oder Pfleger ein Selfie von der Station posten. Streng genommen müsste die Klinik die Bilder erst freigeben – denn ein Pfleger mit Ringen an

---

45 https://www.hirslanden.ch/global/de/startseite/ueber_uns/social_me¬ dia/social_media_leitfadenfuermitarbeitende.html, abgerufen am 10. 12.2015

den Fingern offenbart missachtete Hygienestandards, und ein Bild einer offenen Wunde ist für Mediziner-Kollegen vielleicht spannend, auf Patienten wirkt es aber abstoßend, wenn nicht sogar respektlos. Da eine Einzel-Freigabe aber kaum umsetzbar ist, liegt wohl ein generelles Posting-Verbot vom Arbeitsplatz nahe – im Sinne des respektvollen Umgangs mit Patienten und im Sinne einer einheitlichen Markenkommunikation.

4   Anhang

Der Branchenverband der digitalen Wirtschaft Bitkom hat in dritter Auflage einen Praxisratgeber[46] für den Auftritt in sozialen Netzwerken erstellt. Er beinhaltet eine hilfreiche Checkliste für den Social-Media-Einsatz:

1. **Strategie**
   Prüfen Sie, in welchen Geschäftsbereichen und Handlungsfeldern Social Media Ihrem Unternehmen einen Mehrwert bieten. Beziehen Sie bei der Analyse neben PR, Marketing, Vertrieb und HR auch andere Felder, wie z. B. die Interne Kommunikation und Kollaboration, Service & Support, die Produktentwicklung oder das Innovationsmanagement ein.

---

46 https://www.bitkom.org/Bitkom/Publikationen/Leitfaden-Social-Me¬ dia.html; abgerufen am 10.12.2015

2. **Ziele**
   Definieren Sie konkrete, realistische und messbare Ziele, die Sie mit Social Media im jeweiligen Unternehmensbereich erreichen wollen. »Wir wollen 10.000 Facebook Likes« ist kein sinnvolles Ziel. »Wir wollen durch Social Media die Zahl unserer qualifizierten Leads um 10 % erhöhen« hingegen schon.

3. **Organisation**
   Legen Sie fest, wer in Ihrem Unternehmen für Social Media verantwortlich ist und wer die Social-Media-Aktivitäten steuert. Stellen Sie sicher, dass die entsprechende Person bzw. das Team hierfür auch ausreichend Zeit und die richtigen Ressourcen zur Verfügung hat. Richten Sie ggf. eine zentrale Social-Media-Arbeitsgruppe ein, um die verschiedenen Aktivitäten im Unternehmen zu koordinieren.

4. **Aufwand und Budget**
   Berechnen Sie den finanziellen und personellen Aufwand für Ihre Social-Media-Aktivitäten genauso gewissenhaft, wie Sie dies auch für andere Projekte tun würden. Denken Sie insbesondere bei Customer Care-Projekten daran, auch den Aufwand für die Interaktion mit Nutzern einzukalkulieren.

5. **Zielgruppe**
   Finden Sie heraus, wo im Internet Ihre Zielgruppen die meiste Zeit verbringen und auf welchen Social-Media-Plattformen sie sich vornehmlich aufhalten. Neben den großen sozialen Netzwerken können auch kleinere, spezialisierte Plattformen (z. B. Foren) für Ihr Unternehmen von Bedeutung sein.

6. **Monitoring**
   Beobachten Sie systematisch, was in Social Media über Ihr Unternehmen und sein Wettbewerbsumfeld kommuniziert wird. Es gibt neben Marketing und PR zahlreiche Nutzungsmöglichkeiten der mit Social-Media-Monitoring erhobenen

Daten, z. B. Vertrieb, Business Intelligence oder Service und Support.

7. **Content-Strategie**
Machen Sie sich mit den Informationsbedürfnissen Ihrer Zielgruppen vertraut und bieten Sie ihnen relevante und interessante Inhalte an. Stimmen Sie den Inhalt Ihrer Beiträge auf die Besonderheiten der jeweiligen Plattform ab; jede Plattform im Social Web kann eine bestimmte Rolle im Kommunikations-Mix Ihres Unternehmens einnehmen. Integrieren Sie sämtliche Online-Auftritte Ihres Unternehmens so, dass sich ein stimmiges Gesamtbild ergibt.

8. **Krisen- und Risikomanagement**
Stellen Sie sich auf Irritationen, Kritik und Krisen ein. Über das Internet artikulierte Wut und Entrüstung werden künftig eher die Regel als die Ausnahme sein, der Ton kann dabei recht ruppig werden. Allerdings wird es meistens bei einem Sturm im Wasserglas für Ihr Unternehmen bleiben. Sorgen Sie entsprechend vor, indem Sie durch klare Zuständigkeiten und Prozesse Risiken minimieren und bereiten Sie Strukturen und Inhalte für den Krisenfall vor.

9. **Erfolgsmessung**
Messen Sie kontinuierlich den Erfolg der Social-Media-Aktivitäten Ihres Unternehmens anhand des Erreichungsgrades Ihrer definierten Ziele. Legen Sie hierfür aussagekräftige KPIs fest. Follower- und Like-Zahlen sind dafür nur bedingt geeignet.

10. **Guidelines**
Statten Sie Ihre Mitarbeiter mit Social-Media-Guidelines aus, damit diese über die Chancen und Risiken von Social Media informiert sind. Verteilen Sie die Guidelines nicht nur, sondern bieten Sie darüber hinaus Informationsveranstaltungen und Schulungen an, um die Akzeptanz der Leitlinien zu erhöhen.

Literatur

Brandstädter, M., Schaefer, F., Offermanns, M. (2015): Schaffen von Vertriebsstrukturen im Krankenhaus. Effizientes Einweisermanagement. KU Gesundheitsmanagement 4:58–60.

Harrop, M. (2013): Unser Web muss schöner werden. Page – Webdesign 6:22

Hoffmann, S. (2016): Markenbildung im Krankenhaus. Stuttgart: Kohlhammer.

Hoffmann, S. (2012): Zwischen Killerkeimen und Nehmerqualitäten. f&w 6: 668–671.

Kasper, B. (2011): Web 2.0 im Krankenhaus – Hype oder Muss? Saarbrücken: Verlag Dr. Müller.

Kruse, P. (2015): Kätzchen, Klamauk und Katastrophen. brand eins 2: 50–54.

Lüthy, A., Buchmann, U. (2009): Marketing als Strategie im Krankenhaus. Stuttgart: Kohlhammer.

Lüthy, A., Jendreck, K. (2015): Kommunikation: Social Media – auch hierzulande für Krankenhäuser attraktiv? Deutsches Ärzteblatt 112(7): A 276–8.

Lüthy, A., Stoffers, C. (Hrsg.) (2014): Social Media und Online-Kommunikation für das Krankenhaus. Berlin: Medizinisch Wissenschaftliche Verlagsgesellschaft.

Mast, C. (2013): Unternehmenskommunikation. Stuttgart: UTB-Verlag.

Maucher, T. (2010): Das Krankenhaus im World Wide Web. Wie Kliniken erfolgreich im Internet auftreten können. Hamburg: Diplomica.

Pons-Lexikon (1991): Lateinisch – Deutsch. Stuttgart: Klett.

Riecke, K. (2008): Nutzungs- und Akzeptanzanalyse von Krankenhauswebseiten. Nutzen Patienten und Ärzte die Internetauftritte der Krankenhäuser? Hamburg: Diplomica.

Schnell, M. (1999): Der Patient als Kunde? Genealogische Bemerkungen zu einem ethisch-ökonomischen Zwitter. PfleGe 3(4): 65–68.

Schramm, A. (Hrsg.) (2013): Online-Marketing für das erfolgreiche Krankenhaus. Berlin: Springer.

Internet-Quellen

Arns, T. et al. (2015): Social Media. Leitfaden (https://www.bitkom.org/¬Bitkom/Publikationen/Leitfaden-Social-Media.html, Zugriff am 10.12.2015)

Bitkom (2013): Soziale Netzwerke 2013 (https://www.bitkom.org/Bit¬kom/Publikationen/Soziale-Netzwerke-dritte-erweiterte-Studie.html, Zugriff am 14.12.2015)

Davids, V. (2015): Der große Social-Media-Webreport. Brandwatch (https://www.brandwatch.com/de/b2b-social-media-report-2015/; Zugriff am 14.12.2015)

Flachenecker, B. (2015): Die Community ist König (http://www.hcm-¬magazin.de/die-community-ist-koenig/150/10741/316426/1, Zugriff am 18.3.2016)

jameda (2014): Patientenstudie 2014 (http://www.jameda.de/presse/pa¬tientenstudien/_uploads/anhaenge/jameda-patientenstudie-2014_er¬gebnisse-teil-2-6653.pdf, Zugriff am 18.3.2016)

Merkel, S. (2014): Krankenhäuser bei Facebook. Studie des Instituts Arbeit und Technik (http://www.iat.eu/forschung-aktuell/2014/fa2014-06.pdf, Zugriff am 14.12.2015)

Mozart, F. (2015): Wer in Deutschland Youtube nutzt. (http://www.wuv.¬de/digital/wer_in_deutschland_youtube_nutzt, Zugriff am 18.3.2016)

Schleicher, M. (2016): der gesundheitswirt. (https://gesundheitswirt.¬wordpress.com/)

http://blog.hirslanden.ch/, Zugriff am 18.3.2016

http://blog.vitos.de/, Zugriff am 18.3.2016

http://de.statista.com/statistik/daten/studie/13070/umfrage/entwicklung-¬der-internetnutzung-in-deutschland-seit-2001/, Zugriff am 14.12.2015

http://de.statista.com/statistik/daten/studie/198959/umfrage/anzahl-der-¬smartphonenutzer-in-deutschland-seit-2010/, Zugriff am 14.12.2015

http://de.statista.com/statistik/daten/studie/70232/umfrage/soziale-netz¬werke—nutzer-pro-monat/, Zugriff am 13.11.2015

http://de.statista.com/statistik/daten/studie/70189/umfrage/nutzer-von-¬facebook-in-deutschland-seit-2009/, Zugriff am 16.11.2015

http://de.statista.com/statistik/daten/studie/181086/umfrage/die-weltweit-¬
groessten-social-networks-nach-anzahl-der-user/, Zugriff am 16.11.2015

http://de.statista.com/statistik/daten/studie/77439/umfrage/nutzer-von-¬
twitter-in-ausgewaehlten-altersklassen/, Zugriff am 20.11.2015

http://de.statista.com/statistik/daten/studie/459312/umfrage/nutzung-von-¬
social-media-nach-segmenten-in-deutschland/, Zugriff am 23.11.2015

http://de.statista.com/statistik/daten/studie/73676/umfrage/follower-von-¬
unternehmen-und-organisationen-bei-twitter/, Zugriff am 20.11.2015

http://de.wikibooks.org/wiki/Elementarwissen_medizinische_Psychologie_¬
und_medizinische_Soziologie:_Arzt-Patient-Beziehung, Zugriff am 18.3.
2016

http://flexikon.doccheck.com/de/Patient, Zugriff am 18.3.2016

http://plus.google.com/111669466478837919164/about, Zugriff am 18.3.
2016

http://plus.google.com/117807901540905495705/about, Zugriff am 18.3.
2016

http://webbyawards.com/winners/2015/, Zugriff am 18.3.2016

http://webrepublic.com/de/blog/2015/2/16/infografik-alles-was-du-ueber-¬
youtube-marketing-wissen-musst/, Zugriff am 26.11.2015

http://www.apple.de, Zugriff am 18.3.2016

http://www.bitkom.org/Presse/Presseinformation/Drei-von-vier-Unterneh¬
men-nutzen-Social-Media.html, Zugriff am 11.11.2015

http://www.bmg.bund.de/themen/praevention/patientenrechte/patienten¬
rechte.html, Zugriff am 18.3.2016

http://www.central.de/online/portal/ceninternet/content/139788/1164096,
Zugriff am 14.12.2015

http://www.ckbm.de/ckbm/index.php, Zugriff am 18.3.2016

http://deutscheblogcharts.de/, Zugriff am 18.3.2016

http://www.facebook.com/Bundesregierung/, Zugriff am 18.3.2016

http://www.facebook.com/business/news/Organische-Reichweite-auf-Face¬
book-Antworten-auf-deine-Fragen, Zugriff am 16.11.2015

http://www.facebook.com/klinikumdo, Zugriff am 18.3.2016

http://www.facebook.com/niels.stensen.kliniken, Zugriff am 18.3.2016

http://www.facebook.com/schoenklinik, Zugriff am 18.3.2016

http://www.facebook.com/schoenklinik/timeline, Zugriff am 18.3.2016 http://www.facebook.com/Vapiano/posts/710439272311547, Zugriff am 10.12.2015

http://www.foerderland.de/digitale-wirtschaft/netzwertig/news/artikel/zn-¬ aktuelles-ranking-149-social-networks-aus-deutschland/, Zugriff am 14. 12.2015

http://www.gereports.com/like-google-maps-for-cancer-this-researcher-¬ is-using-new-tricks-to-crack-the-secrets-of-disease/, Zugriff am 26.11. 2015

http://www.gesetze-im-internet.de/bundesrecht/heilmwerbg/gesamt.pdf, Zugriff am 18.3.2016

http://www.google.de/trends, Zugriff am 14.12.2015

http://www.heise.de/ct/artikel/2-Klicks-fuer-mehr-Datenschutz-1333879.¬ html, Zugriff am 18.3.2016

http://www.heise.de/newsticker/meldung/c-t-entwickelt-datenschutzfreund¬ liche-Social-Media-Buttons-weiter-2466687.html, Zugriff am 18.3.2016

http://www.hirslanden.ch/global/de/startseite/ueber_uns/social_media.html, Zugriff am 4.12.2015

http://www.hirslanden.ch/global/de/startseite/ueber_uns/social_media/¬ social_media_leitfadenfuermitarbeitende.html, Zugriff am 10.12.2015

http://www.hirslanden.ch/global/fr/accueil.html, Zugriff am 18.3.2016

http://www.hopkinsmedicine.org/, Zugriff am 18.3.2016

http://www.hopkinsmedicine.org/the_johns_hopkins_hospital/, Zugriff am 18.3.2016

http://www.instagram.com/adidas/, Zugriff am 18.3.2016

http://www.instagram.com/mayoclinic/, Zugriff am 18.3.2016

http://www.instagram.com/porsche/, Zugriff am 18.3.2016

http://www.jameda.de/presse/patientenstudien/_uploads/anhaenge/pres¬ semitteilung_studienergebnisse_universitt-erlangen-nrnberg-2506.pdf, Zugriff am 18.3.2016

http://www.klinikbewertungen.de, Zugriff am 18.3.2016

http://www.klinik-windach.de, Zugriff am 18.3.2016

http://www.landrover.com/index.html, Zugriff am 18.3.2016

http://www.nielsen.com/de/de/insights/reports/2015/Trust-in-Advertising-¬ Store.html, Zugriff am 14.12.2015

http://www.nm.org/location/northwestern-memorial-hospital, Zugriff am 18.3.2016 http://www.operaballet.nl/, Zugriff am 18.3.2016

http://www.oslo-universitetssykehus.no/, Zugriff am 18.3.2016

http://www.passion-for-excellence.com/, Zugriff am 18.3.2016

http://www.schauspielhausbochum.de/, Zugriff am 18.3.2016

http://www.theguardian.com/sustainable-business/ng-interactive/2014/¬
nov/10/palm-oil-rainforest-cupboard-interactive, Zugriff am 18.3.2016

http://twitter.com/uniklinikaachen, Zugriff am 18.3.2016

http://www.youtube.com/user/SchoenKlinik/videos, Zugriff am 18.3.2016

http://www.youtube.com/user/Vivantes/featured, Zugriff am 18.3.2016

http://www.youtube.com/user/Vivantes/videos?sort=dd&view=0&flow=¬
grid&live_view=500, Zugriff am 18.3.2016

http://youtu.be/MvZQOzRfkcc, Zugriff am 18.3.2016

http://youtu.be/Mycv7yIq4zY, Zugriff am 18.3.2016

http://youtu.be/Sabrs2ZV4KM, Zugriff am 18.3.2016

Stichwortverzeichnis

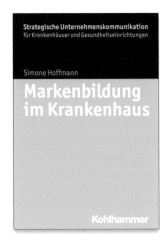

Simone Hoffmann

Markenbildung im Krankenhaus

2015. 114 Seiten,
14 Abb. Kart. € 25,–
ISBN 978-3-17-028707-5

Strategische Unternehmens-
kommunikation für Kranken-
häuser und Gesundheits-
einrichtungen

Die meisten Menschen können sagen, für welches Versprechen BMW steht (Freude am Fahren) und welche Schokolade besonders zartschmelzend ist (Milka). Kaum ein Branchenferner kann allerdings etwas mit einem Krankenhaus oder einer Krankenhausgruppe verbinden. Dabei geben Marken Sicherheit, Orientierung und Vertrauen – alles Werte, die ein Krankenhaus vermitteln sollte, wenn es die Kommunikation auf Augenhöhe mit dem Patienten ernst nimmt.

Der Band ist in zwei Bereiche aufgeteilt: Der erste Teil erläutert die Grundlagen zu Markenbildung, Markenführung und Budgetplanung, der zweite Teil zeigt zahlreiche Beispiele aus der Praxis.

Simone Hoffmann, M. A., Direktorin Unternehmenskommunikation und Marketing der Paracelsus-Kliniken Deutschland, Osnabrück, arbeitet seit zehn Jahren in verantwortlicher Position in der Krankenhausbranche, zuletzt als Leiterin Unternehmenskommunikation am Universitätsklinikum Münster (UKM).

Leseproben und weitere Informationen unter www.kohlhammer.de

W. Kohlhammer GmbH
70549 Stuttgart
vertrieb@kohlhammer.de

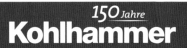

150 Jahre
Kohlhammer